# 本を読むだけで脳は若返る

川島隆太
*Kawashima Ryuta*

PHP新書

## はじめに――スマホを捨てて、本を読もう！

今や、スマートフォン（スマホ）やタブレットなどのデジタル機器は、我々の生活になくてはならないものとして、仕事や学校、家庭などさまざまな場面で使われています。

しかし、それらは意図しない「副作用」をもたらしているかもしれません。

後ほど本文でお話ししますが、スマホ・タブレットをたくさん使う子どもたちの学力が妙に低い、あるいは、脳の発達に遅れが見られるといった調査結果が出てきたのです。


では、スマホ・タブレットを使わない代わりに、何をすればよいか？

私がおすすめするのが「読書」「本を読むこと」です。

たかが本を読むこと？　と思われるかもしれません。

しかし、読書には、あなたが想像している以上に、脳を活性化する効果があるのです。

私は東北大学加齢医学研究所の所長として、人間の脳活動を測定し、可視化する研究をこれまで数多く行ってきました。読者の方の中には、任天堂《にんてんどう》の「脳トレ」ゲームの監修者として、私のことをご存じの方もいるかもしれません。

脳科学者としてさまざまな研究を行う中で、あるとき、驚くべき発見をしました。

私たちは、認知症になってしまった高齢の方々の認知機能を改善させるプログラムを開発しています。対象者は、症状の度合いが中度から重度まで進行したアルツハイマー型認知症の患者です。

その方々に、日本語の文章を声に出して読むトレーニングを行ってもらいました。具体的には、短い文章の音読や、ひらがなの拾い読みを声に出すといったことを、週5日やってもらったのです。

なんとその結果、認知症の方々の認知機能が「向上」したのです。

症状の進行を食い止めることができたとか、そういうレベルではありません。認知機能が回復したのです。最近、認知症の治療薬も出てきてはいますが、これらは症状が悪くなるスピードを遅らせるだけで、認知機能が回復するわけではありません。それが、活字を読むこと、音読することだけで、回復・改善したのです。

つまり、「本を読むだけで脳が若返った」のです。

これだけでもすごいことですが、その他にも、脳の研究を行う中で、読書が脳活動にもたらす、さまざまな効用が見えてきました。例を挙げると、

・文庫本を1冊読むだけで、ビジネスパーソンの創造性が向上した
・読書習慣は、子どもの脳の発達を促《うなが》し、その結果として学力も向上する
・本の読み聞かせは、親子の心と心の触れ合いの場になり、子育てのストレスが減る

本書では、読書が脳にどんな効能をもたらすのか、そのとき、脳内では何が起こっているのかについて、エビデンスとなる研究結果とともに、わかりやすく解説します。

私はこれまで、いろいろな場面で読書の効用について述べてきましたが、その効能についてまとめてお話しするのは初めてです。そうした意味では、現段階における集大成的な一冊となっています。

本書は、ぜひ次のような方々に読んでいただきたいと思っています。

・読書が習慣になっているビジネスパーソン
・子どもの教育・発達に関心のある子育て現役世代
・実家に住む親の介護などが不安なミドル世代
・最近、認知症などが心配になってきたシニア世代

つまり「全世代の方々」です。年齢に関係なく、全世代で効果があるというのが、読書のすごいところです。本書を読めばきっと、手元にあるスマートフォンを捨てて、すぐにでも本を読みたくなるはずです。

本書が、皆さんの快適な「読書生活」の一助になれば幸いです。

川島隆太

# 本を読むだけで脳は若返る◆目次

はじめに――スマホを捨てて、本を読もう！　3

## 第1章　読書は脳の全身運動である

本を読むだけで脳全体が活性化する　16
読書で発想力を鍛えられる　21
ホワイトカラーの創造性が文庫本1冊で向上した　24
本の中身や種類は関係ない　27
「読書習慣」が脳をより発達させる　30
本好きの子どもの学力は明らかに高い　34
読書は紙の本が良いのか？　38
子どもの脳も大人の脳も読書で活性化する！　43

# 第2章 音読で脳機能が向上する

読書を用いた脳のトレーニング法 46
人を人たらしめている「前頭前野」 47
「思考の脳」と「こころの脳」 49
脳も体の一部なので発達したり衰えたりする 52
「思考の脳」が働くほど学習の効果が出やすい 54
「思考の脳」を使わざるを得ないゲーム 56
「思考の脳」が働いているかを確かめる機器 58
脳の「灰白質」と「白質」 61
音読で脳をトレーニングできないか 63
2週間後には明らかに記憶力が伸びた 65
認知症の症状も改善した 69

脳を音読でウォーミングアップ　70

## 第3章　本の「読み聞かせ」と脳の関係

読み聞かせは親子の「こころの脳」が活動する読書法　76
親子の脳活動が同期していく　80
親の子育てストレスが減る　83
一回10分、週3日だけで効果あり！　87
アニメを一緒に見るときとは異なる脳の働き　91
他人の心を想像する力こそコミュニケーション力　95

## 第4章　スマートフォンの恐怖

ボーッとしているときよりも脳活動が下がる　100
マッサージされているときと同じような脳の状態　102
「脳トレ」が目指した「つまらないゲーム」　105
スマートフォンで長文を書いても脳活動は高まらない　107
紙の辞書で調べたほうが覚える　109
スマホに向き合っていられるのは脳が疲れないから　113
大人の脳でもダメージが蓄積していく　115

## 第5章 スマホと子どもの脳の深刻な関係

スマホをあまり使わない子どもの成績は良い　122
スマートフォン自体が学力を大きく低下させている　125
これは相関関係ではなく因果関係　129
スイッチングで集中できない　131

学習用アプリでも悪影響が見られる 136
脳の発達が止まっていた子どもたち 140

## 第6章 脱スマホ・タブレットで子どもの脳を守れ

一番の悲劇はリスクを知らないこと 146
子どもが自らルールを作る教育を 149
多くの研究結果がスマホの悪影響を指摘 152
テレビやゲーム以上に怖い 154
家庭内でスマホのデトックスを 157
学校でデジタル機器を個別学習で使うと学力が下がる 159
過去にも同じような試みがあり廃れた 162
脳科学的に見ると寺子屋教育のほうが合理的 164

終章

# AI時代における読書の意義

何のために本を読むのか 168
動画の〝タイパ〟は本当に高いのか？ 170
生成系AIを操るには「知恵」が必要 172
AI時代だからこそ、あえて読書を 175
ホモサピエンスの脳を発達させる鍵が言語にある 177

# 第1章

# 読書は脳の全身運動である

# 本を読むだけで脳全体が活性化する

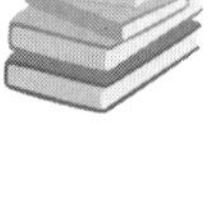

家庭や教育現場では、昔から子どもたちの読書活動が奨励されてきました。これは、おそらく長く子どもたちを教育する中で、読書にいそしんだ子どもは才能を開花しやすいということを経験的に知ったからなのでしょう。特に、学校の先生など、教育実践に携わる方たちはこのことを直感的にわかっていると思います。

では、実際に読書をしているとき、私たちの脳はどのように働いているのでしょうか。私たちの東北大学加齢医学研究所では、ＭＲＩ（Magnetic Resonance Imaging：磁気共鳴画像）装置などの計測機器を使って、脳の活動量を測るという実験を30年ほど前から行っています。その中で読書にかかわる実験も数多くしています。

このＭＲＩという装置は、簡単に言うと脳の血流量を調べることができるものです。脳の中で活発に動いているところは多くの酸素や栄養を必要とするので、血液の流れる量が多くなります。その血液の流量を計測することで、脳のどこが活性化しているかを捉《とら》えることができるというわけです。

また、私たちの研究所で行っている研究は「脳のマッピング研究」と呼ばれるものです。さまざまな「こころ」の活動が、脳のどこで行われているかを、さまざまな機器で計測しながら活動の位置を特定し、脳の機能の秘密に迫っています。

さて、私たちは次のような読書にかかわる実験をしました。20～30人の方々にＭＲＩ装置に入ってもらい、まず同じように新聞記事を読んでもらいました。黙読です。そして、一人ひとりの脳の状態を計測しました。このような実験では、比較対象も必要です。そこで、被験者の方にお願いして、一点をじっと見つめて何も考えないようにしてもらいました。こうすることで、思考の活動をあまりしていないときと新聞記事を読んだときの差がわかり、どこが活性化したのかを捉えることができます。

データの分析には統計学を用います。同じことをしてもらった被験者たちの７～８割が共通して脳のどこを使ったかをコンピューターに計算させることで、より確実に使っていた場所を特定していきます。

こうして出した計測実験の結果が次ページの図１―１です。まず、この図の見方なのですが、わかりやすく言うと、一つの脳を魚の開きのようにパッと開いた形になっていると思ってください。一つの脳の右側と左側をそれぞれの横から眺めたもので、向かって左側

**図1-1　新聞記事黙読中の脳活動**

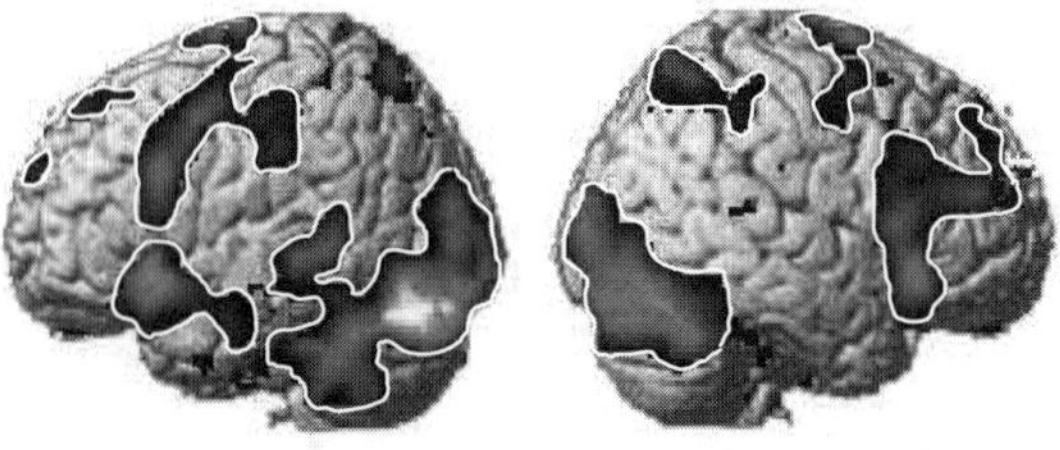

左側から見た脳　　　　右側から見た脳

は脳を左側から見ていて、右側は脳を右側から見ています。

囲われているところが、黙読で確実に使っていると示された場所です。曖昧《あいまい》な場所には囲みをつけていません。このように表示すると、脳のどの場所にどのような機能があるかが見えてきます。このようにして脳を調べるのが、私たちが用いている主な研究手法です。

この図を見ると、よく活動している場所があるのがわかります。脳の前（額《ひたい》側）の横にあるところです。ここが左半球も右半球もよく働いています。ここは「背外側《はいがいそく》前頭前野《ぜんとうぜんや》」と呼ばれるところで、「思考の脳」と言われることもあります。ものを考えているとき、何かを学んでいるとき、創造をしようとしているとき、この「思考の脳」が働くことが脳科学の分野では知られています（脳の基礎知識については第2章で触れます）。

脳の後ろ（背中側）にも、いくつか働いている場所があります。目立つのは脳の後ろ側から下に回り込んでいくように見える場所です。少し専門的に言うと、後頭葉から側頭葉の下弦にかけての領域になります。後頭葉は主に視覚情報が扱われる領域で、側頭葉の下弦は語彙《ごい》を含めたさまざまな記憶が格納されている領域であることがわかっています。

ときどき、「言語は左の脳だけを使う」と言う方がいるのですが、それは明らかな間違いで、そのことはこの図を見ると一目でわかるのではないでしょうか。私たちが読書をしているとき、左右の脳は確実に働いています。中でも、前頭前野（背外側前頭前野）後ろの下のほうにある言語を扱う領域が左右とも働きます。さらに、視覚の領域や聴覚の領域にも反応が出ます。つまり、活字を読むと脳が全体的に活動するのです。

この実験結果や類似の実験結果から一つの結論として言えるのは、読書は脳の全身運動になる、ということです。このことを理解するだけでも、読書活動にいそしむ子どもがさまざまな力を伸ばしやすいということが納得できないでしょうか。この「読書＝脳の全身運動」は、大人についても同じことが言えます。

毎日、全身運動している人は、子どもも大人も健康的な身体を維持し、必要な筋力があれば、すぐに鍛え上げることができるものです。野球やサッカー、テニス、バレーボール、ラグビー、陸上などのスポーツをやろうと思ったときも、普段から運動している人のほうがすぐに上手にできるようになるでしょう。それと同じように、毎日のように脳の全身運動をしている人は、そうでない人と比べて、さまざまな能力が発現しやすい状態になっているのです。脳も他の体の臓器や器官と同じであり、毎日の読書が脳の基礎力を上げてくれるのは、ごく自然なことだと言えます。

ここで少し補足説明をします。右利きの9割の人は、言語を扱う領域が主に大脳の左半球の前後にあります。もちろん右半球も働きます。左右のバランスで見れば、左半球のほうがたくさん使われる性質があるということです。残りの1割の人は、脳の両側が均等に使われます。また、左利きの人は、約半数の人が右側を主に、残りの半数の人が両側を使うことが知られています。

ちなみに、脳科学の研究者が脳の働きを調べる実験をするときは、たいてい右利きの人だけを対象にします。脳の使い方における左右のバランスが9割の人で同じになり、統計処理したときにノイズが少なくなるのです。多くの世の中にある脳科学のデータも、右利きの人のデータが主流になっていると理解しておくと良いと思います。

## 読書で発想力を鍛えられる

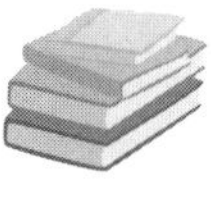

私たちは、この読書中の脳活動を調べたあと、より高次な、少し毛色の変わった研究も展開しました。その中で、例えば新たな発想が思い浮かぶときに使われる脳はどこかを調べる実験もしました。

これも、先ほどと同じようにＭＲＩを用いた実験です。大学生20～30人に一人ずつＭＲＩに入ってもらい、眼前にセットされたディスプレーを見てもらいました。あらかじめ被験者には、そこに表示された二つの言葉を合体させて、世の中にないものを頭の中で空想してもらうようにお願いしています。「すいか」「テレビ」という文字を表示しました。つまり、被験者には「すいか」と「テレビ」を合体させたものをＭＲＩの中で思い浮かべてもらったわけです。

また、文字ではなく、二つのイラストを見せて、同様に想像することもやってもらいました。例えば、「猫」と「脚立《きゃたつ》」のイラストを見せて、この二つを合体させたら何ができるかということを頭の中で空想してもらったのです。そして、被験者の脳活動を計測しま

図1-2　被験者が頭の中で想像したもの

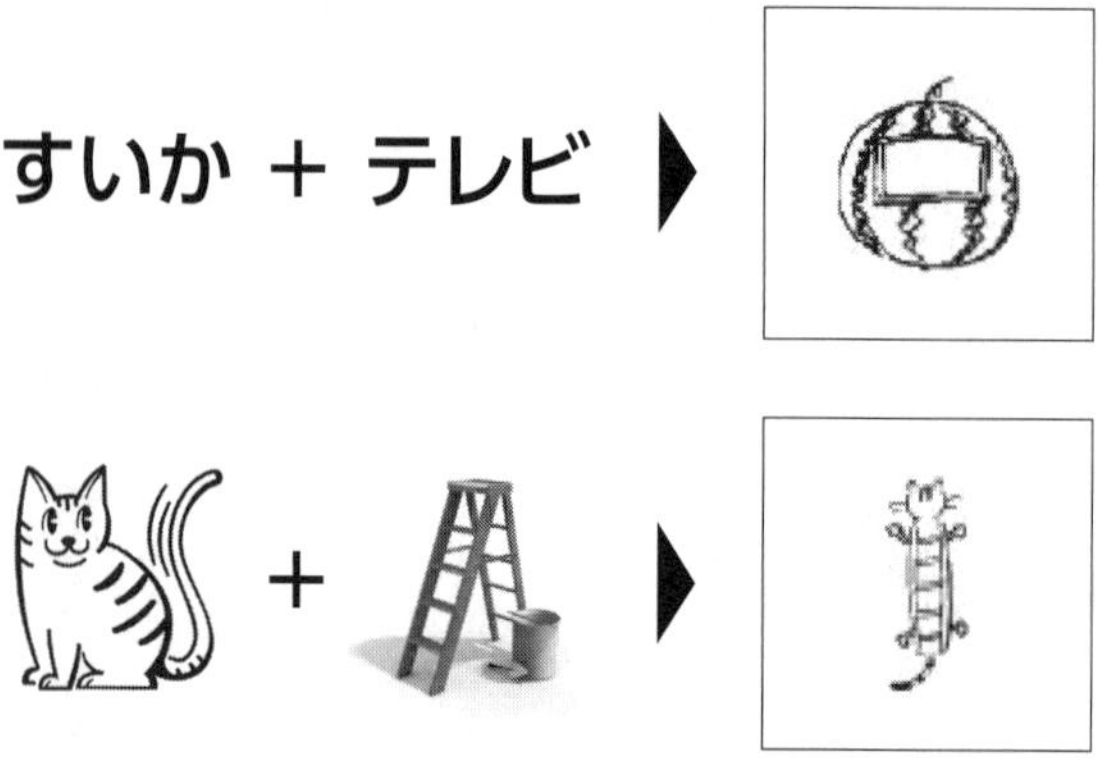


した。
　ＭＲＩ装置の実験が終わると、被験者に頭の中で想像したものを絵に描きだしてもらいました。それが図1―2です。大学生が描いた絵とは思えないかもしれませんが、注目いただきたいのはユニークさです。確かに、世の中にないものが発想されています。他の被験者の絵も同じようにとてもユニークでした。
　脳の活動を調べた計測データを見ると、右利きの人の場合、主に大脳の左半球を使っていることが捉えられていました。左半球のどこが活動しているのか、さらに調べていくと、文字から想像した場合も、イラストから想像した場合も、共通して特定の2カ所を使っていることが見えてきました。1カ所は左半球の「思考の脳」の下の部分。もう1カ所は、側頭葉の下弦のあたりでした。「思考の脳」の下側は言語を扱う領域だと知られていて、「ブローカ野《や》」と呼ばれているところです。ここは発語、つまり言葉を口で発する活動にかかわるところだとわかっています。また、側頭葉の下弦は、先ほども説明しましたが、さまざまな知識が記憶として格納されている場所です。

この実験から何がわかったかというと、私たちが新しい発想をするとき、脳の中では知識の記憶と言語の力が使われるということです。通常、世の中にない新しいものを頭の中に想像すると聞くと、多くの方は直感というか、天からアイデアが降りてくるようなイメージをもつのではないでしょうか。ところが、頭の中では、言葉を転がすことによって世の中にない新しい発想を生み出していたのです。

しかも、この発想の脳の活動と読書中の脳の活動との間に共通点があることを、私たちは見つけました。実は、発想で使う脳の場所は、読書中にも使われるところであり、逆に言えば、読書をすることで発想力を鍛えることができるかもしれないのです。

## ホワイトカラーの創造性が文庫本1冊で向上した

脳は使えば使うほど、使われた領域の機能性が高まります。読書と発想で使われる脳の領域が同じならば、読書をすることによって、発想という脳の機能性も高められるのではないか。私たちはそのような仮説を立てて、新たな実験をすることにしました。

そこで、私が所属する東北大学と日立ハイテクが産学連携で立ち上げた「NeU《ニュー》」という会社で、社会人を対象にした実験を実施しました。目的は、読書によって社会人の創造力を伸ばすことができるかどうかです。

ただ、創造力といっても、テストで点数をつけるのはなかなか難しいものなので、この種の実験で標準的に使われる「創造性テスト」を用いました。このテストの中身は、例えば日常的によく見かけるものの新しい使い方をたくさん考えるというものです。具体的に、被験者に対して、タイヤや鉛筆、クリップ、フォークなどについて、本来の「車を転がす」「字を書く」「紙を束ねる」「ものを食べる」という使い方ではない新たな使い方を、制限時間内に数多く考え出すことを求めます。

あるコンサルタント会社がこの実験に協力してくれました。私たちは、その会社に赴《おもむ》いて、仕事が忙しいのにもかかわらず実験に参加してくれた社員の方たちに実験の趣旨を説明し、それから創造性テストを実施しました。読書をする前のデータを得るためです。その結果を先に言うと、皆さん同じようなスコアで、創造力に差はないと考えられました。

次に、私たちは、参加者たちに文庫本を１冊ずつ渡しました。井上靖の『氷壁《ひょうへき》』という小説です。これを選んだのは、特に政治色がなく、読者がニュートラルな気持ちで読み進められると考えたからです。そして、小説を渡すときに、「１カ月後に同じ実験をするので、それまでにこの本をきちんと読み切ってください」と伝えました。

ただ、仕事が忙しい方たちなので、読み切る方と読み切れない方がいるだろうと、あらかじめ予想はしていました。そこで、実験のデザインでも、「読書完了群」と「読書未完了群」の２グループに分けて比較しようと考えていました。読書をする前と後の違いだけでなく、この２グループの間でも差が出るのかどうか、出るとすればどのように出るのか。

１カ月後、再び実験をする日を迎えました。やはり、読み切った方もいれば読み切れなかった方もいました。これは想定内です。そして、創造性テストを実施。その結果が図１

## 図1-3　読書により創造性を伸ばす実験

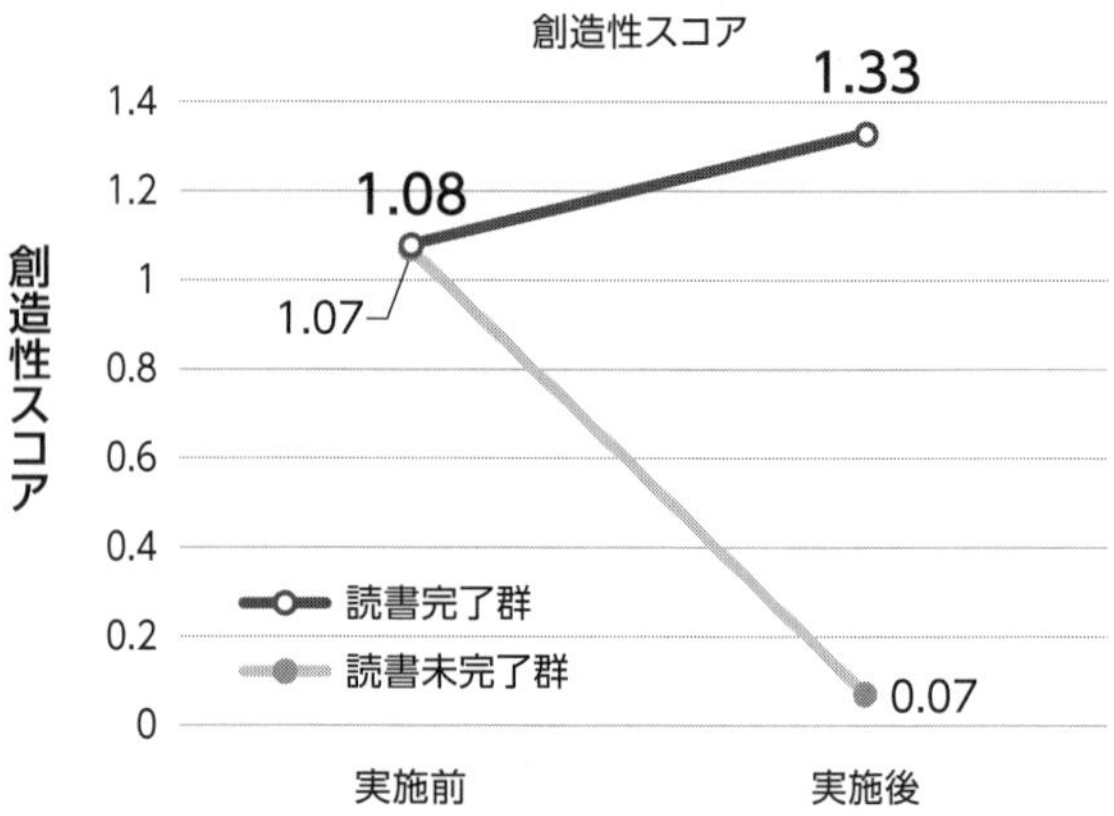


—3です。

きちんと読み切った方は、創造性のテストの点数が上がりました。一方、読み切れなかった方は、そうではありませんでした。2回目のテストのほうが難しかったので、点数が下がってしまった方も多かったのですが、これは創造性が落ちたわけではありません。創造性の力が変わらなかったと捉えてください。

要は、読み切れなかった方は創造性のスコアに大きな差が出なかったのですが、読み切った方は大きくスコアを伸ばしたということです。社会人のホワイトカラーの人でも、読書をすることで創造性を伸ばすことができる。そのことが間接的に証明することができたと私たちは考えています。言い換えると、読書が創造力にかかわっているということが、私たちの一連の研究で見えてきたのです。

## 本の中身や種類は関係ない

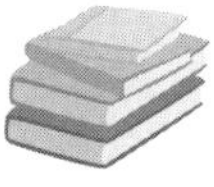

本を読むということは脳の全身運動になる。これが、本章で一番お伝えしたいことです。では、この脳の全身運動に効果的な本の種類はあるのでしょうか。言い換えると、コンテンツによる違いはあるのかという疑問です。

結論から言うと、脳の活動は読む本の内容によって変わることがあまりありません。先に紹介した実験では、井上靖の小説を用いましたが、おそらく小説でなくても、それなりに読み応えのある本なら同じような結果が出たと思います。

自分が読みたい本であれば、どんなジャンルの本でも同じように脳の全身運動ができると考えています。むしろ、好きなジャンルの本、読みたい本を読むことをおすすめします。なぜなら、読みたい本を読んだほうが習慣化しやすいと思うからです。趣味に目的は必要ないと思いますが、運動と同じように、読書を習慣化すると、結果的に脳の全身運動ができます。

一つだけ助言すると、小説や新聞記事のように活字が中心のものを読むと、前頭前野を含めて脳が全体的に働きやすいということが実験からわかっています。私たちは、読書あるいは活字を読むことに関する実験をいろいろとしているのですが、写真やイラスト、マンガが中心の雑誌や書籍を読んでいる読者の脳活動を調べると、「思考の脳」があまり働いていないのです。誌面には、写真や絵だけでなく、文字があって、それを読んでいるにもかかわらず、背外側前頭前野がほとんど活性化していない。これはとても不思議なのですが、さまざまな計測データを見ると、活字を中心とした本を読んだほうが、脳の全身運動になると言えます。この謎については、まだ誰も科学的に説明できてはいません。

経験的な感覚から言えば、同じ分量の文章を読むにしても、文字だけで読むときと、写真や図が添えられた誌面の中で読んでいるときでは、頭の疲れ方が違ってくるように感じないでしょうか。この違いは、もしかしたら脳が使われているか使われていないかの差から生じているのかもしれません。

要は、比較的リラックスしながら読めるのが写真雑誌や図解の多い本で、わりと身を入れてしっかりと読んで興味や関心をかき立てていくのが小説などの文章中心の本であると、主観的な感覚を通して、言えるかもしれないということです。ただ、その違いは脳の中でどのように生じているのかと問われると、科学的にはよくわかっていません。

ただ、論文にはしていないのですが、小説と写真雑誌を読むときに眼球がどのように動くかを調べるという実験はしたことがあります。この実験では、文字だけの文章を読んでいるときは、前後の文章に視点を移しては戻すことを繰り返しながら読んでいて、基本的には文字列をずっと追いかけていくのがわかりました。

一方、写真などが横にあると、読んでる途中で写真のほうに眼球が動くのがわかりました。視点が横に飛んでは、また文字に戻ってくるということを繰り返しているので、おそらく集中して文字を追うことができていないと思われます。注意がさまざまな方向に移っていく状態は「スイッチング」と呼ばれ、この状態になると脳の活動が全体的に活性化しないことが知られています。

仮に同じ文章が書いてあったとしても、写真や図がそばに大きくあると、意識が文章にあまり向けられず、スイッチングが生じて注意散漫な状態になり、脳活動が上がってこないのかもしれません。こう解釈するのが一番素直な考え方だと思いますが、きちんと実験で追うことができていません。

もう一つ言うと、健常発達の子どもたちに対するマンガの影響についての研究がいろいろあるのですが、その多くの結果も、マンガを読んでも特に良いことはないというものです。ただ、発達障害をもっている子どもについては、マンガを読むと社会性においてプラスの効果があるということがわかっています。同じ情報でも、脳の中では文字と画像・映像では異なる処理がされているようですが、そのメカニズムを解明する研究はまだこれからという段階です。

## 「読書習慣」が脳をより発達させる

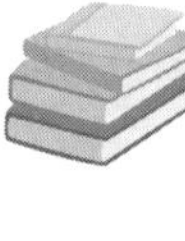

私たちの加齢医学研究所では、宮城県仙台市教育委員会と学術協定を結んでいて、子どもたちの学ぶ意欲を伸ばす方法を見つけ出すために、仙台市の公立小学校や中学校に通うすべての子どもたちの学力や生活習慣にかかわるデータを、大学としてお預かりしています。そして、このデータを継続的に調べることで、教育施策に活かせることを見つけ出そうとしています。また、多くの子どもたちと保護者たちに協力いただき、子どもの脳のMRI画像を大量に得ることもしています。

**図1-4　読書習慣と白質形態の変化**

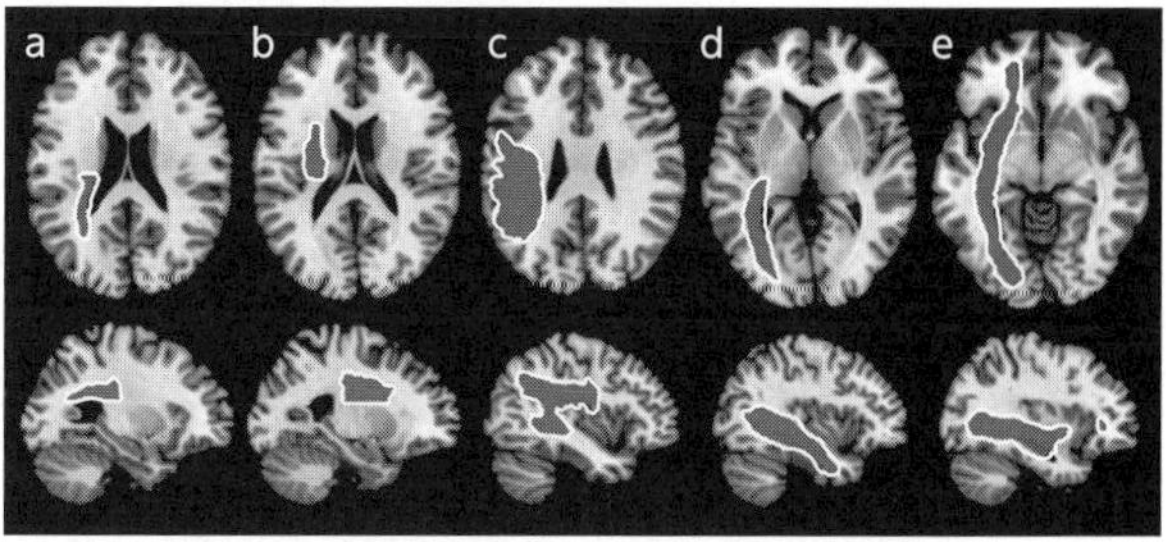


この調査では、読書習慣と学力の関係についても調べています。本書ではこれまで、読書は脳の全身運動になると何度か伝えてきましたが、読書習慣、言い換えれば脳の全身運動を習慣としてもっている子どもたちの脳には何か変化のようなものが見られるのでしょうか。

そこで、子どもたちの脳のＭＲＩ画像を分析して、読書習慣の有無や読書量によって大脳の神経細胞が集まる「灰白質《かいはくしつ》」と神経線維が集まる「白質」（これらについては第2章で説明します）と呼ばれる部分で差が見られるのかどうかを調べました。

すると、読書習慣をもっている子どもたち（右利き）は大脳左半球の白質が著《いちじる》しく発達していることがはっきりとわかりました（図１―４）。大脳の左半球は、右利きの場合、言語を扱うのが得意な場所です。読書活動をすることによって、言語のハンドリングがうまくできる

## 図1-5　読書習慣、勉強時間、睡眠時間と学力の関係（読書を全くしない）

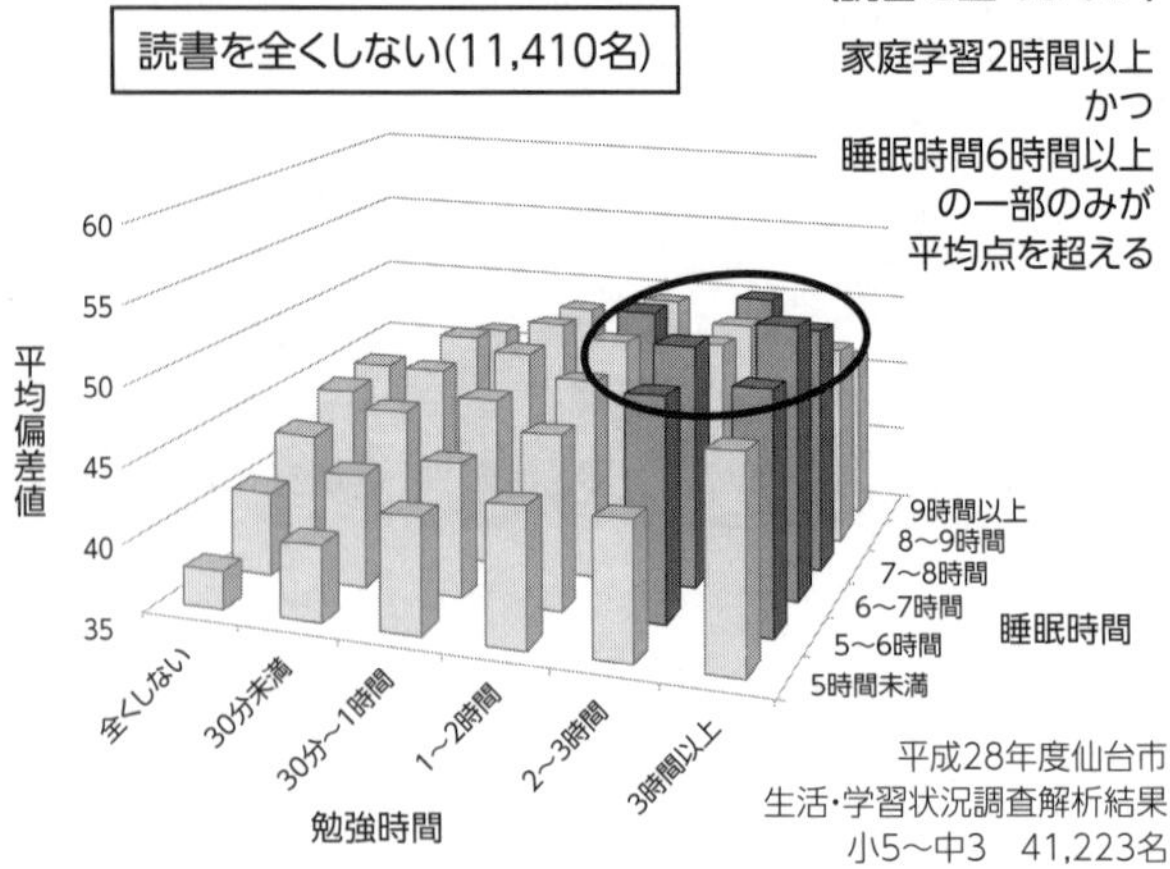


平成28年度仙台市
生活・学習状況調査解析結果
小5～中3　41,223名

## 図1-6　読書習慣、勉強時間、睡眠時間と学力の関係（読書時間が1時間未満）

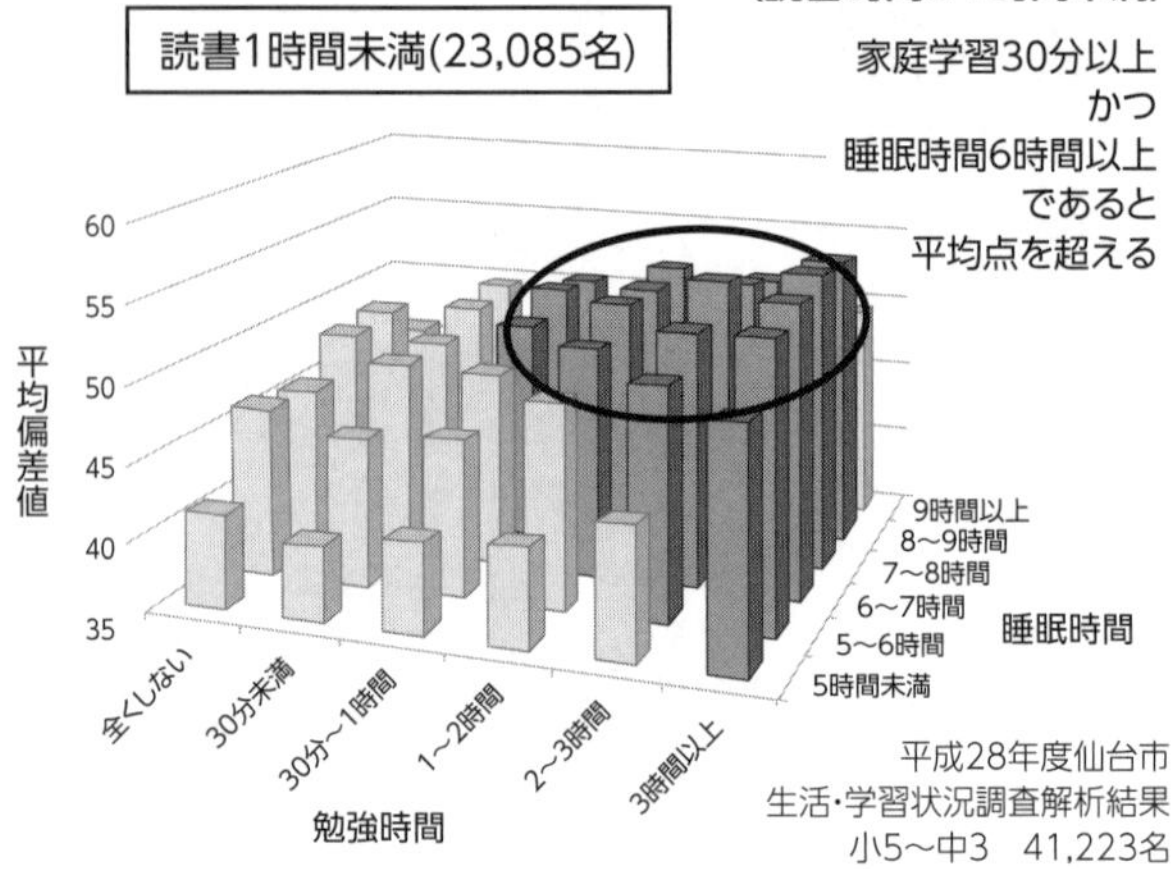


平成28年度仙台市
生活・学習状況調査解析結果
小5～中3　41,223名

**図1-7　読書習慣、勉強時間、睡眠時間と学力の関係**
**（読書時間が1時間以上）**

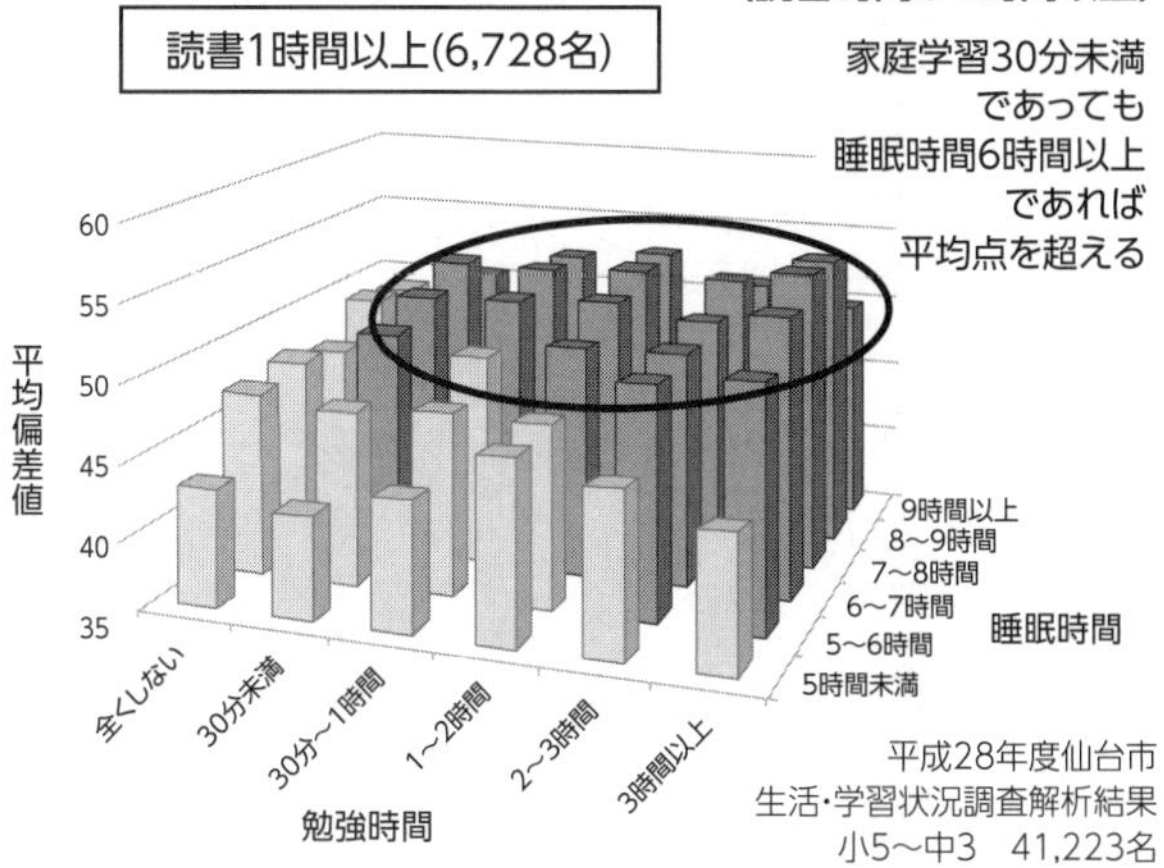


脳に変わっていたという傾向が見えたのです。このような実験結果が出たのは世界で初めてのことでした。読書をしてない子どもたちと比べて、読書をしている子どもたちは、より発達した脳をもっていると言えます。

では、より発達した脳をもったことによって、この子どもたちの能力に何か変化のようなものが生じたのでしょうか。興味深いところですが、能力と一言で言っても、いろいろなものがあります。子どもたちがもつ能力も千差万別で、さまざまな子どもがさまざまな能力をもっています。

私たちはいろいろと考えて、この研究では「学力」との関係を見ることにしまし

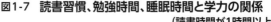

た。学力は、もちろん子どもの能力の一部にすぎませんが、子どもたちの認知能力の一部を見ているということは間違いありません。また、きちんと点数化できるという特徴があり、客観性が求められる研究には向いています。

私たちが調べたデータは、それまでの14年間にわたって、仙台市の公立小中学校に通っている全児童・生徒の学力データです。仙台市では、毎年7万人以上の子どもが公立の小中学校に通っています。この子どもたちを対象としたデータから、読書習慣の有無と、毎年4月に行われている一斉学力テストの4教科の平均点との関係性を、年度ごとに調べました。

その解析結果の一例が図1―5～図1―7の三つのグラフです。この解析で対象としたのは、平成28年度の小5～中3の生徒たちです。

## 本好きの子どもの学力は明らかに高い

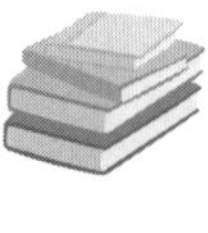

この研究では、子どもたちを細かく群で分けて解析をしました。単純に読書の有無や学力（平均偏差値）で分けるのではなく、家庭での読書時間や勉強時間、睡眠時間という項

目も加えて細かく分けていったのです。なぜかと言うと、子どもたちの学力を見るときは生活習慣や家庭学習の時間が学力に影響すると知られているからです。例えば、家庭学習の時間についても、やはり家庭でしっかり勉強している子どものほうが成績が良い傾向があります。

生活習慣の中でも、特に睡眠の習慣と学力に深い関係があることは、教育の世界では以前から指摘されています。データを解析しても、睡眠時間の短い子どもたちは学力が総じて低い傾向が明らかに見られます。ただ、興味深いことに、睡眠時間が長すぎる子どもたちは、適切な睡眠時間の子どもと比べると学力は少し下がる傾向があります。

このときの解析では、まず読書習慣の時間量で子どもたちを3群に分けました。ヘビーな読書習慣をもっている「読書1時間以上」の群、ライトな読書習慣をもっている「読書1時間未満」の群、そして読書習慣のない「読書を全くしない」の群です。

この3群の子どもたちについて、それぞれさらに勉強時間（6分類）と睡眠時間（6分類）の組み合わせで計36群に分けました。具体的には、勉強時間は「全くしない」「30分未満」「30分〜1時間」「1〜2時間」「2〜3時間」「3時間以上」に分け、睡眠時間は「5時間未満」「5〜6時間」「6〜7時間」「7〜8時間」「8〜9時間」「9時間以上」に分けました。

32〜33ページの図の棒グラフをご覧ください。棒グラフの長さは4教科の平均点を偏差値に換算した数値の高低を表しています。偏差値というのは実際の平均点が50になるように調整したものです。簡単に言うと、基準化した点数で、実際の点数と同様に偏差値が高ければテストの成績も良いということになります。グラフの中で色がついている棒が偏差値50、つまり平均点を超えた群です。

まず、「読書を全くしない」と答えた子どもたち（1万1410名）のデータを見ると、平均点を超えてくるのは、主に6時間以上寝ていて、かつ家庭で2時間以上勉強している子どもたちです。その平均点の超え方も、決して大きいわけではなく、わずかという程度です。

一方、「読書1時間未満」と答えた子どもたち（2万3085名）のデータを見ていくと、主に6時間以上寝ていて、かつ家庭で30分以上勉強している子どもたちは、平均点を超えやすいということがわかりました。

さらに、「読書1時間以上」と答えた子どもたち（6728名）のデータを見ていくと、勉強を全くしない子どもたちと、明らかな睡眠不足の子どもたちを除くと、ほとんどの子どもたちが平均点を大きく超えています。

この結果の違いはどこから生じたのでしょうか。私たちは、読書で脳が発達したことによる変化だと捉えています。読書習慣を強くもっている子どもたちは、言語を主に扱う脳がより発達し、言葉の理解力が高まり、情報処理がきちんとできるようになって、どの教科のテストであっても良い点を取りやすくなった、と私たちは解釈しています。

逆に、読書習慣のない子どもたちは、おしなべてテストで良い点が取れない傾向があります。これが標準の状態なのかもしれませんが、読書をしている子どもたちと比べれば、脳の発達がそれほど進んでいないと解釈することもできます。

この一連の研究から言えることを整理します。まず、子どもたちが読書を習慣化すると、子どもたちの脳、特に左半球の白質の発達を促すことができるということです。また、その結果として、少なくとも認知力の一部である学力を押し上げることにつながるということです。教育関係者が昔から子どもたちに読書を推奨してきたのは、まさにここに理由があったのです。

読書に関する研究は、すでに世界中でさまざまなものがあります。例えば、私たちは自らの研究で示しましたが、読書時間が長いほど学業成績が向上するというデータや研究結果は世界中に多数あります。決して、仙台市の子どものデータが特殊というわけではありません。

また、先に示した私たちの研究に対しても、多くの研究者や研究機関が追試をしていて、その確かさを確認しています。読書習慣は、子どもの脳発達を促進し、言語性発達も促進することを、世界中の研究者が認めています。この事実は、ぜひ多くの方に知っていただきたいと思います。

## 読書は紙の本が良いのか？

紙媒体による読書とデジタル機器による読書の違いを調べるという研究もいろいろとあります。近年は、大人の世界だけでなく、子どもの世界でもデジタルコンテンツを扱うことが推奨されていて、教育現場でも電子教科書や電子教材を導入する流れも強まっていますが、果たしてデジタル機器やデジタルコンテンツを使ったほうが良いのでしょうか。

論文を広く調べていくと、読書については心理学的な実験が多くあり、デジタルコンテンツよりも紙媒体による読書のほうが、語彙習得や文章理解力、知識の量、社会への応用度が向上するという研究結果や指摘がたくさん見つかります。全く同じものを読んでも、紙の本とデジタル機器で読んだときでは語彙の習得や文章の理解、応用力の習得が異なり、紙の本で読んだときのほうが明らかに優れているのです。

これらの論文に書かれていることを簡単にまとめると、デジタルコンテンツを使うと、運が良ければ何の影響も生じないが、運が悪いと悪影響が出るということです。つまり、紙媒体で読んだほうが賢明だと解釈できるでしょう。目的にもよりますが、読書を通してさまざまな知恵や知識を得て、自分の世界観を豊かにしたいと思っているのであれば、紙媒体を選んだほうが良いと言えそうです。少なくとも心理学的な研究ではこのように結論が出ています。

ただ、どうしてデジタル機器によるデジタルコンテンツでは紙媒体と同じような効果が得られないのでしょうか。これはとても興味深いところです。

特におもしろいと思うのは、脳科学の実験では読書中の脳を調べるために、ディスプレーに活字を表示して被験者に読んでもらいます。例えば、ＭＲＩ装置の中で新聞の記事を表示して被験者に見せたりするのです。これは、デジタル機器で表示した活字を目で追いかけて読むという行為にほかなりませんが、この場合、脳はしっかりと働きます。

紙の上の文字を読むときと、ディスプレーに表示された文字を読むときの脳活動の差を調べたこともあります。脳の活動をもっとも正確に計ることができるのはＭＲＩなのですが、被験者は狭い筒に入ることになるので、装置の中で紙の本を読むのは無理です。そこで、もう少し簡便な「ＮＩＲＳ（ニルス）」と呼ばれる近赤外線計測などの方法を用います。ＭＲＩに比べると正確ではないのですが、こういった被験者の自由度の高い装置で見る限り、紙の文字とディスプレーで表示された文字による脳活動については大きな差が出ませんでした。

それなのに、心理学の分野を中心に、どうして紙の本とデジタルコンテンツでは大きな差が出たという研究結果が数多くあるのでしょうか。この疑問に対して、多くの心理学者が指摘するのは、ほとんどのデジタル機器がマルチパーパスな設計になっているということです。私も、この指摘には同意します。つまり、読書専用端末もありますが、デジタルコンテンツの書籍データを読む人の多くはスマートフォンやタブレットなどを利用して読むことになります。この汎用端末は、本を読む以外にもさまざまな機能を有していて、インターネットや電話の回線とつながっています。すると、何かに集中しているときに「割り込み」が生じやすくなるのです。

例えば、スマートフォンで読書をしているときに、ＬＩＮＥなどのインスタントメッセンジャーからの通知がポンと入ったら、皆さんの意識はどのように変化するでしょうか。おそらく多くの方は、メッセージを見てしまうと思います。意志の強い人でも、気が散ってしまい、「メッセージが来たけどあとで読むか」と思ってしまうと思います。いずれにしても、汎用端末でインターネットなどの外部とつながっていると、気が散りやすくなるのです。

この気の散りやすさがさまざまなマイナスの影響を与えているということは、数多くの心理学者たちが、実験結果をもとに、それこそ世の中にコンピューターが出回り始めた１９８０年代から指摘してきたところです。彼らの声を聞いていると、現代の方々は汎用端末による心理的な影響の強さを過小評価しているように思えてきます。

私は、読書と脳の研究をしていることから、作家の方と直接お話をする機会をよくいただきます。浅田次郎先生や阿刀田《あとうだ》高《たかし》先生など、高名な作家の先生とお話しできたこともあります。皆さんが一様に強調するのは、紙の読書の優位性です。

その一つは読み返しのしやすさです。小説を読むのが好きな方は経験があるかもしれませんが、「この登場人物はどんな人だったかな？」と思ったときに、紙の本なら手で覚えている狙ったページに瞬時に戻って読み返すことが容易にできます。一方、デジタル機器のコンテンツの場合、スクロールや検索で探すことになります。これが思ったよりもタフな作業で、「操作しているうちにストーリーがわからなくなってしまう」と指摘する作家の方もいました。

また、余白に書き込みをしながら読むという作家の方もいました。そのページを読んだときに何を感じたか、どう理解したのかを書いておき、読み終わったらもう一度余白と関係する本文を読み返すことが読書の本当の愉しみであり、深い理解につながると話されていました。

この余白の書き込みは、一般の方はあまりしないと思いますが、内容の理解の助けになっていると感じます。活字が打たれた紙そのものの余白にパッと手書きでメモをする。それが、人間の心理に特別な作用を及ぼすのかもしれません。作家の方からこの話を聞いたとき、私は「そんな読み方もあるのか」と感服するだけでしたが、読書が好きな方は試しに余白に自分の感想をメモすることをやってみてはいかがでしょうか。これまでにない読書体験ができるかもしれません。

## 子どもの脳も大人の脳も読書で活性化する！

ここまで、読書と脳の関係について、私たちの研究結果を中心にいろいろと語ってきました。子どもの脳の話もしましたが、基本的に子どもの脳と大人の脳は同じです。そして、脳と身体は同じだということです。身体の全身運動が健康の増進や特別な運動能力を伸ばすための基礎力を高めるように、読書は脳の全身運動になって、必要な能力を伸ばすことに役立ちます。

子どもたちの脳についてわかったことは、基本的に大人についても同様のことが言えます。子どもたちの脳のほうがより敏感で、かつ脆弱《ぜいじゃく》なので、外部からの刺激に対してよく反応するという性質はありますが、大人の脳でも同じような反応や変化が生じます。

ただ、ここで読み誤ってほしくないのは、各種の能力と読書は本来的に別々のものだということです。本来、読書は能力開発のためにするものではありません。あくまで趣味であり、余暇の活動です。読書の第一義的な意義は、特に目的もなく、本人が楽しむためにあり、その余暇の楽しさのオマケとして人生が豊かになる知力が身につく。これが読書と

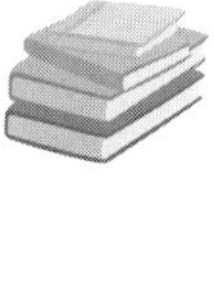

いうものになります。

　次の章では、読書を脳を鍛えるトレーニングとして利用しますが、本来的には脳を鍛えるために読書しようという考えは、読書の本質から外《はず》れます。なぜなら、読書は勉強ではなく、あくまで自発的に行う活動であるべきで、自発的に楽しむための読書こそ継続的な脳の全身運動につながるからです。そこをまず踏まえていただければと思います。

# 第2章

# 音読で脳機能が向上する

# 読書を用いた脳のトレーニング法

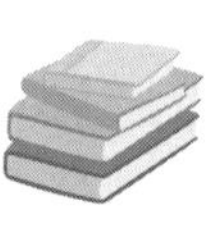

読書は脳の全身運動になる。前章で説明した通り、私たちはこのことをさまざまな実験や調査を通して明らかにしました。読書をすると、脳が広い範囲で活性化しやすくなるのです。特に、子どもの脳に影響を与え、その発達を促し、さまざまな能力が開花しやすくなることを見つけ出しました。また、大人においても、創造力などの能力を伸ばす効果があることを明らかにしました。

読書を楽しむこと。それは、素晴らしい趣味であり、自分の秘める可能性を顕在化することにもつながり、結果的に人生を豊かにしてくれるものなのです。

そのような結論が一連の研究を経て出たとき、私たちはあえて発想の転換をすることにしました。「それなら活字を読むことで、脳を意図的に活性化させるトレーニングができるのではないか」と考えたのです。読書は、あくまで趣味として無目的に好きな本を読めば良いものなのですが、その効用を脳のトレーニングに応用できないかと思ったわけです。例えば、趣味の散歩が結果的に体の健康に良い影響を与えるのであれば、ウォーキングという形でトレーニングとしてデザインすれば効率的に健康を増進できるという発想を得るのと同じです。

そして、私たちの研究所では読書を用いたトレーニング法をいろいろと考え出して、実際に試しては観察したり計測したりして、その効果を定量的に評価していきました。本章では、その研究結果をいろいろとお伝えしたいと思います。

ただ、その前に、脳や研究手法にかかわる専門的な知識を理解しておいたほうが内容がわかりやすくなると思いますので、関連する基礎的なところを説明させていただきます。

## 人を人たらしめている「前頭前野」

まず、人の大脳について少し説明したいと思います。

私たちの大脳は、大きく四つの部位に分かれています。「前頭葉」「頭頂《とうちょう》葉」「側頭葉」「後頭葉」です。

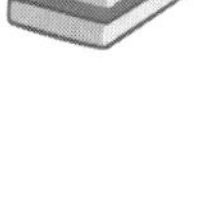

前頭葉は、前側（額側）にあります。ここの基本的な仕事の一つは、身体を動かす運動の指令を出すことです。頭頂葉は、大脳の上の部分にあり、主に触覚の情報が扱われま

す。側頭葉は大脳の横にあり、主に聴覚の情報が扱われます。後頭葉は大脳の後ろ（背中側）にあり、ここでは主に視覚の情報が扱われます。

ここでまず知っていただきたいのは、脳は場所ごとに全く違う仕事をするという性質があることです。先ほど、前頭葉の仕事の一つは運動にかかわる指令を出すことだと説明しました。この指令を出すところは、前頭葉でも後ろ側にあることがわかっています。では、前頭葉の前側はどんな仕事をしているのか。そこは「前頭前野」と呼ばれ、人の前頭前野はその他の動物と比べると、とても大きく発達しています。古来、脳科学の世界では、人を人たらしめているものはこの前頭前野にある機能なのだろうと考えられてきました。

ただ、例えば脳神経外科の手術などで前頭前野の一部を切除しても、表面上はあまり行動が変わらないことから、前頭前野は「沈黙の脳」ではないかと言われていた時期もありました。しかし、脳の研究が進展していくと、やはり前頭前野に障害があると高次の機能、わかりやすく言うと「心の問題」が生じることがわかってきました。

## 「思考の脳」と「こころの脳」

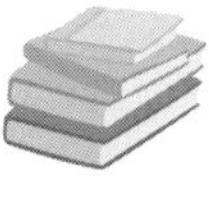

前頭前野には、異なる機能をもつ領域がいくつかあります。ここで知っていただきたいのは2カ所です。

一つ目は、前頭前野の外側にある領域です（次ページ、図2―1）。専門の言葉では「背外側前頭前野」と呼ばれ、この領域が担っている仕事は、心理学の言葉で言うところの「メタ認知」です。

簡単に言うと「思考」です。脳を計測すると、私たちが物事を考えると、この領域が活性化することがわかっています。「背外側前頭前野＝考える脳＝思考の脳」と思っていただいても間違いはありません。具体的な機能を言うと、例えば記憶をしたり、学習をしたり、物事を理解したり、推理や推測をしたり、自分の感情や行動を抑制したり、何かに注意を向けたり、判断したりなど、さまざまな高度な働きが背外側前頭前野で行われます。

また、人の場合、この領域は思春期以降に大きく発達することもわかっています。この特徴は、その他の場所の脳の発達とはかなり異なるものです。例えば、運動をしたり、見

**図2-1　ヒトの前頭前野の機能①「思考の脳」**

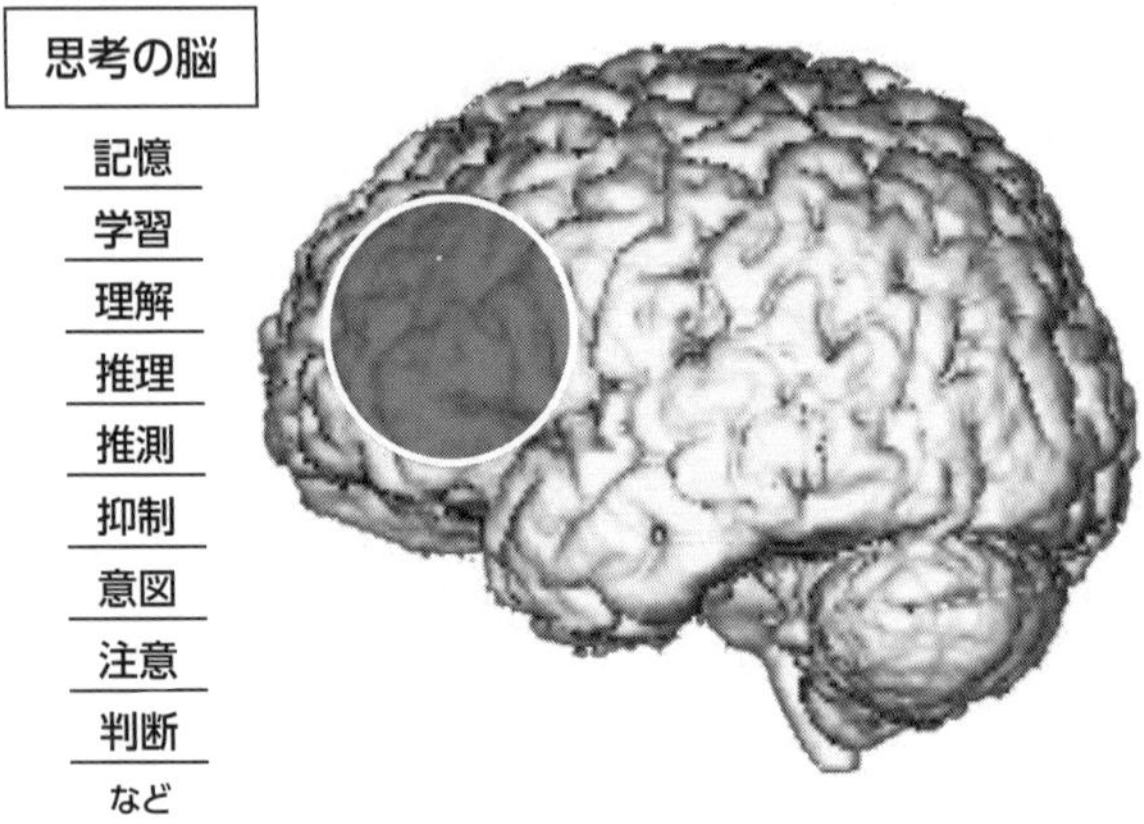


たり聞いたり触ったりなどの感覚の脳は、就学前までには大人に近いところまで発達します。しかし、この背外側前頭前野は30歳ぐらいまで、ゆっくりと、かつダイナミックに発達していくことがわかっています。大脳の中でもかなり特殊な性質をもった領域だと言えるでしょう。

二つ目は、「背内側《はいないそく》前頭前野」です。これは、皆さんの額の中央の奥のほうにあります（図2―2）。この領域が担っている機能はいろいろとあるのですが、主な働きを一つだけ言うと、いわば「こころの脳」と呼ぶような働きをしています。例えば、他者の気持ちを慮《おもんぱか》ったり、場の空気を読んだり、表情から相手の考えを読み取ったり

### 図2-2　ヒトの前頭前野の機能②「こころの脳」

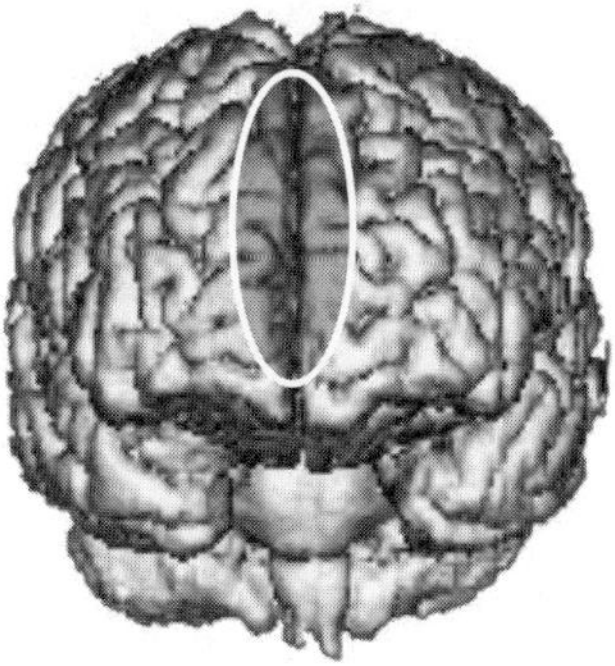

こころの脳 ……他人の気持ちを思いやる

するような働きがあると考えられています。

疾患と背内側前頭前野の働きの関係を調べるといった研究もされていて、自閉スペクトラム症のある患者さんは、背内側前頭前野の働く度合いが低いということもわかっています。自閉スペクトラム症には、相手の気持ちが理解できない、その場に合った行動ができないという症状が主にあり、背内側前頭前野の働きとの関係がうかがえます。

ただ、誤解してはいけないのは、この社会は主に「健常発達」をした人間によって作られているからこそ、空気が読めない人やその行動が問題視されるということです。もし、このような社会でなければ、空気が読めなくても、特に問題にはならないかもしれません。別の研究では、周りの人や場を理解する力が少し弱い人は、さまざまな社会的な軋轢《あつれき》が生じやすくなることもわかっています。つまり、社会が少し変われば、この問題は解消される可能性があるということです。この点は見失ってはなりません。

## 脳も体の一部なので発達したり衰えたりする

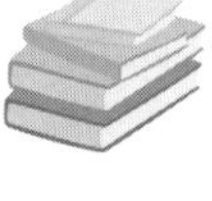

前項で、背外側前頭前野と背内側前頭前野の説明を簡単にしましたが、この前頭前野についてはさらに大きなポイントが二つあります。

一つは、前頭前野の機能は徐々に高められていくということです。子どもや青年は集団生活の中の教育を通して、「思考の脳」や「こころの脳」を少しずつ獲得していきます。そして、この機能をよく働かせることで、さまざまな能力が花開いていき、やがて社会の中で活躍できるようになります。そんな人を人たらしめる大事な脳が、実はこの額の奥にあるのです。

もう一つは、脳も加齢とともに機能が低下するということです。つまり、体のほかの臓器と同じということです。人は、成人して大人になれば、基本的に年を重ねる度に少しずつ筋力が落ち、臓器や器官の働きが悪くなっていきます。これは正常な現象です。もちろん、脳も例外ではありません。

特に脳の場合、晩年に入らないと衰えを自覚できないことが多いのですが、前頭前野の機能も含めて脳の働きは加齢とともに少しずつ低下していきます。本人は意識していなくても、家族など周囲の人は認知機能の衰えに気づいていたり、以前のような社会生活が送りにくくなっていると感づいていたりするものです。

また、年をとって脳が衰えていく老化現象は、子どもの脳に戻っていくような面があります。小さな子どもたちは、遊び相手の気持ちが理解できず、自分勝手な行動をして問題を起こしてしまうことがよくあります。また、何かを学習しようと思っても、高校受験や大学受験のように知識を詰め込むことができません。前頭前野などの脳の発達が未熟だからです。脳が老化していくと、このような現象が生じるようになります。

例えば、高齢になるほどに、人は頑固な性格になりがちですが、この一因は、前頭前野の機能性が悪くなり、相手の気持ちを理解できなくなっていくからです。また、場の空気を読んだり我慢したりする力も落ちていくので、怒りっぽくなる方もいます。新しい知識を覚えたり理解したりする学習が難しくなるのも、前頭前野における思考機能の低下によるものです。人の脳は、身体と同じように発達し、その後も身体と同じように衰えていくのです。

## 「思考の脳」が働くほど学習の効果が出やすい



もう一つ、これからお伝えする内容を理解しやすくするために、比較的新しい、でも昔から語られてきた脳科学の話をしたいと思います。

子どもたちが何かを学習するとき、もしくは大人が何らかのプログラムに取り組んで何かを習得しようとするとき、学習がうまく進む人と、そうでない人がいます。おそらく、多くの方がこのような経験をしたことがあるのではないでしょうか。同じような学び方や教育プログラムで同じように努力しているのに、学習効果が異なる。これはどうしてなのか。つい、学習がうまく進まない原因を、私たちは努力の足りなさに求めがちです。しかし、本当にそうなのでしょうか。

私たちは、脳科学の観点から、学習が成立しやすい脳の状況があるのではないかと考え、いろいろと研究しています。実際に実験もしています。すると、本人の努力とは少し違うところに原因があることが見えてきたのです。

私たちは、被験者に新しいことを学んでいただくプログラムをまず作りました。内容を説明すると話が複雑になるので省略しますが、ある知識の新しい関連性などを自力で見つけていくというものだと理解してください。このプログラムを多くの方に取り組んでもらい、その学習の最中に脳がどのような状態にあるのかを、装着してもらった計測機器を通して細かに観察して記録しました。近年、脳の計測機器がいろいろと開発されて、大がかりなＭＲＩ装置のような機械を使わなくても脳の働きを計測できるようになり、わりと簡単に学習中の脳活動を調べることができるようになっています。

実験のあとも、被験者の方たちにはこの学習を自宅などで継続していただき、１〜２カ月後の学習の成果をチェックしたところ、多くの教育プログラムがそうであるように、学習の成果が上がった人たちと、あまり上がらなかった人たちがいました。この差はどのように生じたのでしょうか。

脳活動の計測データを解析していくと、学習している最中に左の脳の背外側前頭前野、つまり「思考の脳」がしっかり働いている人ほど学習効果が出やすいとわかったのです。

この種の学習と脳活動の関係性を調べる研究は世界中で行われているのですが、私たちの結論は他の研究者たちの結論とは矛盾しませんでした。つまり、学習中に背外側前頭前野が働いていれば学習効果が出やすく、逆に働きが悪いと学習効果が出づらいということが科学的に立証されたということです。

ですから、右利きの人の場合は、左の脳の「思考の脳」が働く教育プログラムを選ぶようにすると、学習効果が上がることが期待できます。逆に、まじめに勉強しても学習の成果が上がりにくいのは、努力不足や「頭の出来」が悪いのではなく、自分の脳と教育プログラムのマッチングの問題あるいは別の問題である可能性が高いと考えられます。いかに学習者の「思考の脳」を働かせるか。ここが教育や学習において重要なポイントになるのです。

## 「思考の脳」を使わざるを得ないゲーム

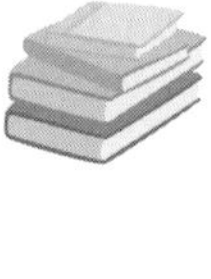

「はじめに」でもお話ししましたが、読者の中には、私の名前を任天堂の「脳トレ」ゲームの監修者として覚えてくださっている方もいるかもしれません。パッケージなどに描か

れたポリゴンの顔で覚えてくださっている方もいるかもしれません。

「脳トレ」とは、脳のトレーニングのことで、任天堂の商品名では「脳を鍛える大人のＤＳトレーニング」や「脳を鍛える大人の Nintendo Switch トレーニング」などです。およそ20年前、私たちの研究所は産学連携の一環として、このゲームを発案し開発しました。当時、大学も社会とのかかわりを強くしようと、研究の応用を産学連携で実践することが求められ、それに呼応する形で取り組みました。

開発するにあたっては、学習と脳活動にかかわる一連の研究の知見を活用しました。具体的には、脳トレのアプリを使っているプレーヤーの脳をリアルタイムで調べ、背外側前頭前野がきちんと働いているかどうかを確かめながら開発を進めました。脳の活動は近赤外線を利用して脳活動を調べるＮＩＲＳ装置を用いて、被験者にはその装置を装着してアプリに取り組んでいただきました。そして、脳の計測や効果の検証を繰り返しながら、確かに効果があると言える、専門的な表現をすれば「統計的に有意」と言える確かな脳のトレーニングアプリを構築していったのです。そうして完成したのが「脳トレ」でした。

私たちが開発した「脳トレ」の神髄は、多くの方が背外側前頭前野を使わざるを得ないところにあります。つまり、「思考の脳」が活性化するプログラムを作ったのでした。「思考の脳」が活性化すれば、大人であっても、創造性などのさまざまな能力が伸びるはずです。効果を検証すると、この「脳トレ」に取り組んだ多くの人はさまざまな能力を高めていました。脳科学の観点で開発すれば、脳の力を高めるトレーニングが可能になるということです。

余談ですが、この「脳トレ」がゲームの商品として大ヒットしたあと、類似品がいろいろと出回りました。米国でも、心理学者たちが監修した商品が発売されましたが、脳の活動を調べる実験もせずに開発したために、発売後に効果が出ないと問題になり、発売した企業は日本の厚生労働省に相当するＦＤＡ（アメリカ食品医薬品局）から罰金を科せられました。一方、私たちの「脳トレ」は今も販売され、その効果は多くのプレーヤーによって実証され続けています。

## 「思考の脳」が働いているかを確かめる機器

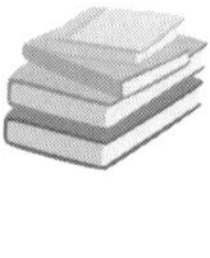

学習の大きなポイントは、学習中の脳の状態、特に「思考の脳」である背外側前頭前野が働いていることです。ここが働く学習プログラムや脳のトレーニングプログラムであれ

ば、学習効果をはじめ、脳のさまざまな力を伸ばすことが期待できるようになります。

ただ、この脳科学の知見に基づいて私たちは「脳トレ」を開発したのですが、万人の「思考の脳」を働かせて効果をもたらすというプログラムを作るのは至難の業《わざ》です。先ほど「統計的に有意」という表現をしましたが、多くの人に効果があっても、中には効果が出ないという方も実際にはいます。私たちの場合、「100人のうちおおむね70～80人には効果がある」というプログラムを作って世に出し、そして社会から高い評価をいただいたと思っていますが、残りの20～30人には効果が期待できません。100％の効果を保証しているわけではないので、やむを得ないのですが、ここがずっと私の頭の中で引っかかっていました。社会全体から見れば、明らかに良いものを提供したと言えるのですが、「はずれ」を引いてしまった20～30人の方たちにとってみれば、残念なゲームでしかありません。

そこで、一人ひとりが学習プログラムに取り組むときに、自分自身で前頭前野が働いているかどうかを簡便に確かめられるようにしたいと思いました。そして、東北大学と日立ハイテクが共同でベンチャー企業「ＮｅＵ」を作り、ある製品を開発したのです。

その製品とは、手のひらに載るサイズの計測装置です。右利きの方の場合、この装置を左の背外側前頭前野に当てると、プログラムに取り組んでいる最中の「思考の脳」の活性度がわかるようになります。具体的には、連動するように設定したスマートフォンやタブレット端末にデータが転送され、それを確認すれば、自分の脳が働いているかどうかを簡単に判別できます。宣伝するつもりはありませんが、価格も手頃で、スマートフォンなどの端末に比べたらかなり低い価格設定となっています。

近い将来、大人も子どもも、この種の機器を使えば、学習中に脳を計測することで、今使っている学習教材やプログラムが自分に合っているかどうかをその場ですぐに判断できるようになります。「思考の脳」がしっかり働いているのであれば、それは自分に合ったもので、継続すれば学習効果が出るようになるはずです。逆に、合っていなければ、自分に合った別の教材やプログラムを探せばいいのです。経験的な印象ですが、自分の脳に合っていない教材やプログラムを使って学習の効率を落としているケースはよく見られます。

先ほど話した「ＮｅＵ」では、次世代型の学習アプリを開発していて、脳を計測しながら学習者に最適の学習プログラムをプッシュする仕組みになっています。例えば、あるプログラムで脳の反応が出にくい方には、ＡＩがもっと相性の良いプログラムを探しだして提示するのです。また、最初は脳の反応が出ていたプログラムでも、使っているうちに脳が働かなくなるというケースもあり得ます。このようなときも、ＡＩが判断して、最適なプログラムに入れ替えるといったこともします。

学習のやり方が、脳科学によって大きく変化するかもしれません。

## 脳の「灰白質」と「白質」

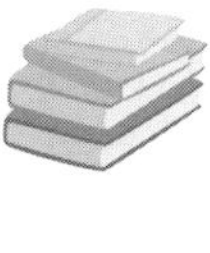

脳の内部構造にかかわる知識として、専門的な用語をもう二つだけ説明したいと思います。

脳の働き（機能）は、脳内の神経細胞（ニューロン）のネットワークの中を電気が流れることによって生じます。考えをめぐらしたり体を思った通りに動かしたりできるのは、脳内ネットワークに電気が正しく流れるからです。

この神経細胞は、大脳の表面にずらっと並んでいます。次ページの図２―３をご覧ください。これはＭＲＩ画像で、水平に輪切りにした私の脳です。よく見ると、外側には黒っぽい帯のようなものがあり、その内側には灰色の帯も見えると思います。この灰色の部分

## 図2-3　脳の内部構造

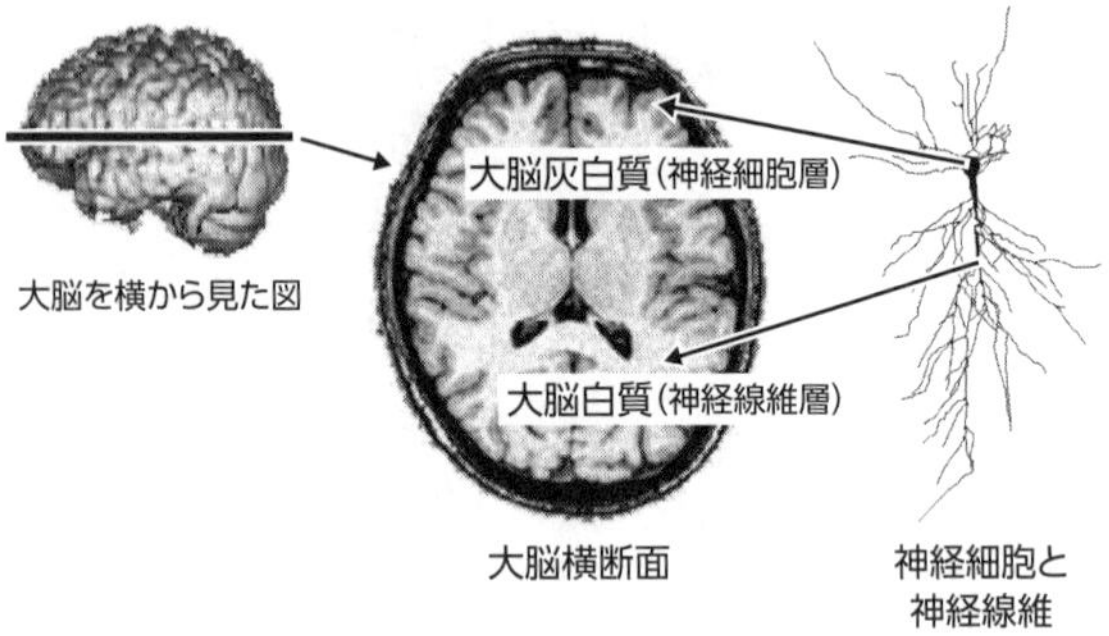


を「灰白質」と呼ぶのですが、ここに神経細胞がたくさん並んでいます。

さらによく見ると、灰白質のさらに内側に白い部分が広がっていることが確認できると思います。ここは「白質」と呼ばれます。この白質の正体は何かと言うと、神経細胞から延びる神経線維です。これは神経細胞が流す電気が通る電線です。この神経線維によって神経細胞のネットワークが築かれ、そこに電気が流れることで、脳のさまざまな機能が発現するという仕組みです。

話を整理しますと、脳は表面に神経細胞層があり、その神経細胞は内側に電線の神経線維を延ばし、他の神経細胞とネットワークを築き、電気が流れることでつながっているのです。

私たち研究者が脳の発達や老化の具合を見ると

き、まず灰白質の状態に注目します。灰白質が大きくなっていれば、よく発達していると考えますし、逆に薄くなっていれば、老化が進んでいると考えます。さらに、白質のネットワークがきちんと張られているのかどうかにも注目します。ネットワークが増えているのか、あるいは断線が多くなっているのか。そのようなところを気にしながら、脳の発達や加齢の現象を観察していきます。

## 音読で脳をトレーニングできないか

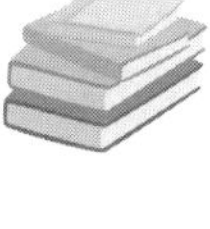

前置きが長くなりました。ここから本題に入りたいと思います。

読書を意図的にすることで、脳の全身運動を効率的にすることができないか。これが、読書と脳の活動を調べる一連の研究を経て、新たに設定した研究テーマでした。先ほども説明しましたが、発想の仕方は身体トレーニングの場合と変わりありません。全身の筋肉を効率的に使うことができる運動法を見つけたら、「それを応用して人々の健康増進に役立てたらどうか」と考えるのと同じです。読書をすると効率的な脳の全身運動になるので、「それを応用して脳の健康増進に役立てたらどうか」と考えたわけです。

図2-4　音読中の脳活動

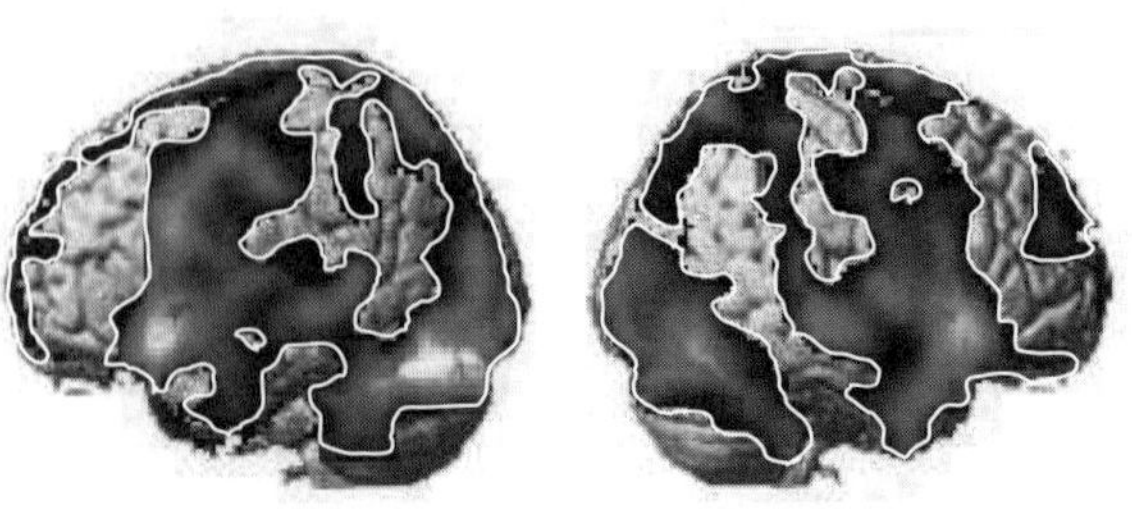


ただ、本を単に黙読するのではなく、新たな要素を追加しようと思いました。音読です。文字を目で追うだけではなく、読んだものを声に出す。私たちの別の実験で、この音読をすると脳がより働くということがわかったのです。この新たな知見を読書による脳のトレーニングに加えようと考えました。

文字を見て読むときと、声に出しながら読むときでは、脳の働きが異なります。この黙読と音読の違いはとても興味深いものがあります。論理的に考えると、黙読は目で文字を見て、その内容を脳の記憶する場所に一時的に蓄えながら意味を理解していきます。音読は、文字を見るだけでなく、それを声に出すという運動の変換も脳の中で行われます。また、目で見た文字の情報を声に出すことで、再び自分の耳にその情報が入ってきます。同じ一つの情報でも、脳の観点から言えば、目から入ってくる情報、自分の口や喉《のど》を動かすときに使う情報、音として再び耳に入ってくる情報があり、二重三重に脳を使います。

実際にＭＲＩ装置で文章（新聞記事）を音読してもらったときに測定した脳が図２―４です。18ページに掲載した黙読したときの脳の状態と比べてみてください。働いている場所は基本的に同じなのですが、より広い場所が活性化しています。つまり、たくさんの大脳を使っていることがわかるのです。この実験結果を踏まえると、文章を読むとき、黙読するよりも音読したほうが、より多くの人にとって脳の強力な全身運動になるのではないかという仮説が成り立ちます。

そこで、成人の方に協力いただき、文章の音読を継続すると脳の全身運動ができるのか、できるとしたらどんな変化が生じるのかという心理学的な実験を行いました。

## ２週間後には明らかに記憶力が伸びた

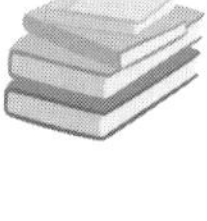

この実験で被験者に音読していただいたのは、およそ６００～８００字の文章です。毎日、その文字数の文章を音読してもらいました。文章の内容は、毎回、被験者にとって初

**図2-5　単語記憶テスト**

**次の言葉を、2分間で、できるだけたくさんおぼえてください**

| | | | | |
|---|---|---|---|---|
| おもし | くじら | あたま | のぞみ | うしろ |
| なかま | はさみ | さかな | かいこ | ちから |
| ふしぎ | でんき | みかん | きかい | たぬき |
| めざし | とけい | ねずみ | たばこ | こども |
| きつね | すがお | せかい | えがお | むかで |
| いかり | ひびき | うさぎ | しじみ | けむし |

めて読むものが良く、実験の日数分のコンテンツを用意しました。また、毎週末に記憶力のテストも受けてもらいました。

なぜ記憶力のテストを実施したかというと、まず一般的に成人の方は加齢による記憶力の低下を問題視することが多いからです。また、記憶力は脳の加齢によって基本的に衰えていくことがわかっているからです。記憶力の低下は、加齢がもたらす大人の悩みであり、脳の性質の一つであるので、音読の脳トレによって記憶力の変化が生じるかどうかを見ることは、研究として有意義ではないかと考えました。

それまでの理解では、読書活動と記憶力の間には関係がないと考えられてきました。仮に、音読をしたことによって記憶力が改善したとな

**図2-6　単語記憶テストの結果**

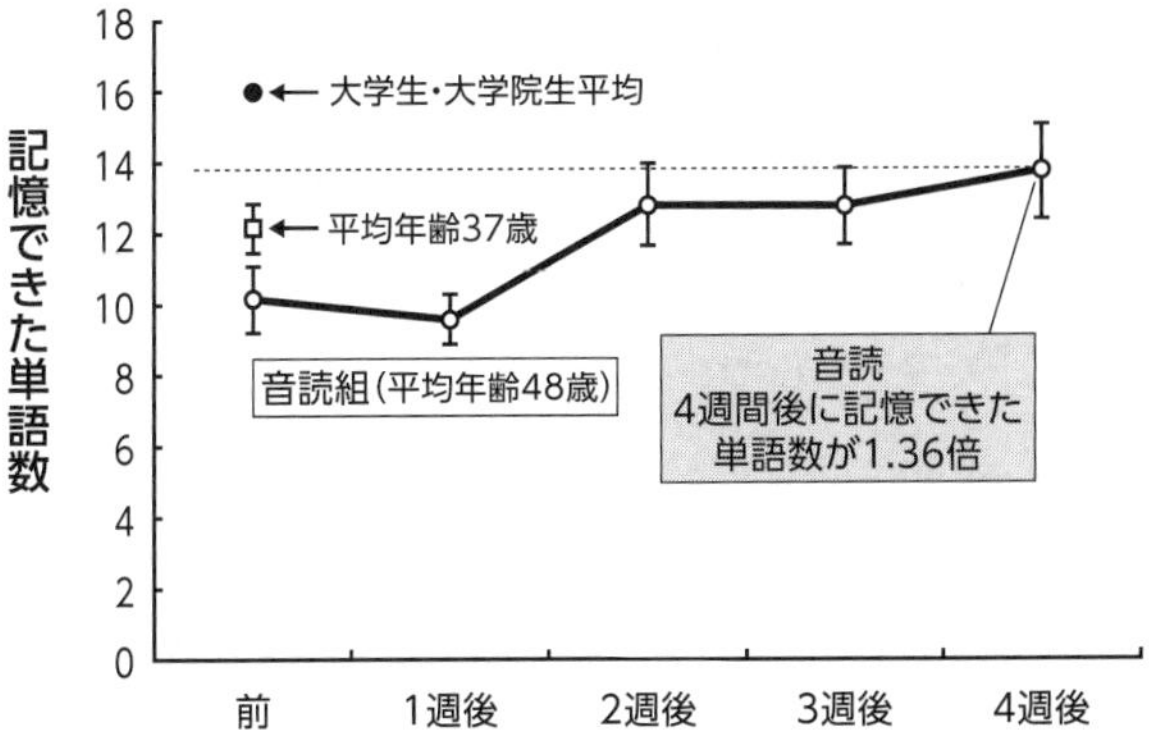


れば、これは読書活動と記憶力の間に直接的な関係性があると言え、新たな知見の発見になり得ます。

ちなみに、学習したことによって、その学習した内容とは異なる認知力が高まることを「トランスファー（転移）効果」と呼びます。特に、全く異なる認知力に転移が及ぶことは「ファートランスファー（遠い転移）効果」と呼ばれ、脳にかかわる実験ではときどき見られる現象として知られています。このような効果が音読で生じるのかどうか。

記憶力のテストは、ひらがなの単語30個を2分間で記憶するというものです（図2―5）。2分経ったら、紙を裏返して、今記憶した言葉を思い出します。

実験に参加いただいた方の平均年齢は48歳で、音読トレーニングを始める前に記憶できた単語数は平均で10個でした。比較するために、平均年齢37歳のグループにこの記憶力テストをやってもらったところ、平均で12個の単語を覚えることができました。東北大学の大学生や大学院生にもやってもらうと、平均で16個でした。やはり、若い人ほど記憶力が良い傾向がありました。

そして、平均年齢48歳のグループのみ単語記憶のテストを毎週末に取り組んでもらったところ、図2―6（67ページ）の結果が出ました。1週間後は変化が見られませんでしたが、2週間後には明らかに記憶力が伸びました。4週間後には平均で14個の単語を覚えることができました。これは平均年齢37歳のグループを超える成績で、10歳以上若い人たちよりも記憶力が良くなったと言えます。

この実験の大きなポイントは、記憶力のトレーニングや単語の学習をしたわけではないのに、音読という、一見すると無関係な活動が脳の認知力を高めたということです。まさにファートランスファー効果です。人は、脳の全身運動となる音読をすることで、脳の機能、少なくとも記憶力を高めることができるのです。

## 認知症の症状も改善した

「はじめに」でも少し触れましたが、実は、私たちは認知症になってしまった高齢の方々の認知機能を改善させるプログラムを開発していて、その実践にも取り組んでいます。対象者は、アルツハイマー型認知症と診断され、症状の度合いが中度から重度まで進行した方々（介護施設入居者）です。もちろん、症状がある程度進んだ認知症の方に長い文章を読んでもらうことはできませんので、代わりに短い文章の音読や、ひらがなの拾い読みを声に出してやってもらいました。そして、このプログラムを週５日取り組むことを目標にやっていただくようにお願いしました。

結論から言うと、私たちも驚愕したのですが、アルツハイマー型認知症の方の認知機能が向上したのです。症状の進行が止まったという話ではありません。失われていくはずの認知機能が回復したのです。その光景を目の前で見たとき、私たちは驚かずにはいられませんでした。

私たちは、米国でも同様のプログラムを作って実践しました。すると、全く同じ現象が

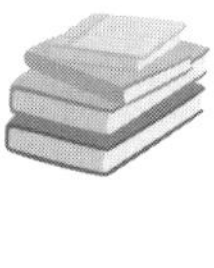

生じました。音読は、脳の認知機能を高める。特定の言語によらず、特定の人種によらず、また健常者だけでなく、アルツハイマー型認知症になってしまった方でも、音読をすると脳の認知機能を向上できるのです。この驚くべき結果については、すでに論文という形で世界に向けて発表しています（2005年、2008年、2015年）。

ちなみに、アルツハイマー型認知症については、最先端の薬を使っても認知機能を上げることができません。落ちていく認知機能を緩《ゆる》やかにするのが最大の効果です。これが今の医学・医療の限界です。しかし、介護の現場などで、介護者が支援しながら脳を使うプログラムを実施すると、薬とは比べものにならないほどの効果が出るのです。それを私たちは証明できたと考えています。

わかりやすい表現をさせてもらえれば、音読はお金のほとんどかからない特効薬です。健常な方も、ぜひ取り組んでいただきたいと思います。

## 脳を音読でウォーミングアップ

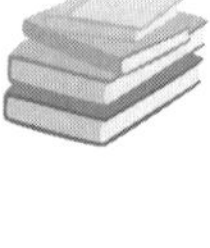

こうした音読による脳の活性化は、実は教育現場においては古くから取り組まれてきま

した。国語の授業での音読は昔からありますし、近年では朝の授業が始まる前に音読活動をするという学校もたくさんあります。こうした学校からは、1時限目と2時限目にかけて、授業に取り組む子どもたちの集中力が増したという報告が全国的に見られます。

私たちは、この現象を音読による「脳のウォーミングアップ効果」と呼んでいます。いきなり勉強を始めるよりも、音読などの活動を通して脳を全体的に一度活性化するように働かせる。そうすることによって、その後の学習がよりスムーズに進むのではないかと私たちは考えています。実際の実験でもこの効果を確認しています。

また、テレビゲームに同様の効果があるかどうかを調べたこともあります。被験者には、まずテレビゲームを一定時間プレイしてもらい、それからテストに取り組んでもらいました。すると、実験前よりも成績が下がってしまったのです。音読や読書の場合とは逆の結果が出たわけです。さまざまな実験データや現場の報告などから、この音読による脳のウォーミングアップ効果は証明されていると私たちは考えています。

ただ、脳の中で何が起こっているかというと、そこはまだよくわかっていません。つまり、現象的な事実は確かにあるのですが、そのメカニズムはまだ解明されていないということです。

それでも、現象的な事実があるのは間違いないので、学習者が音読をうまく取り入れることで、その後の学習の効果を上げることが期待できます。この効果は子どもだけに生じるわけではありません。高校や大学の受験勉強をしている方や、資格の取得を目指している大人の方でも、音読をすることによって学習効果を高めることができるでしょう。

毎日、勉強をする前に2分間だけ音読をしてみてください。脳の準備運動になり、その後の学習で脳が全力で働けるような状態になります。集中力が増し、学習スピードが上がるので、学習の効果が自然に上がっていきます。

また、音読を毎日繰り返すことによって、ファートランスファー効果も期待できます。つまり、記憶力などの脳の認知機能を音読で上げることができれば、脳がより学習しやすいものに変わっていきます。音読をすることで、直接的にも間接的にも学習効果を上げていくことができるのです。その結果、学習の目標に早く近づくことができるでしょう。

もう一つ言うと、音読には過度の緊張状態を解く効果もあります。実験をすると、被験者によってはとても緊張してしまう方がいます。そのような方の脳の計測結果を見ると、前頭前野を含めて脳全体の血流量が少なくなっているのがわかります。つまり、活性化の状態とは逆の状態で、いわゆる「頭の中が真っ白」になっているのだと思われます。

しかし、このような方に音読などをしてもらうと、この状態が変化して、全体的に活性化してくるのです。ですから、例えば、とても緊張するときは、音読をすると良いかもしれません。

試験や発表、面接、商談などの緊張する場面では、その前に音読をしてみましょう。頭が真っ白にならず、本来の力が出やすくなることが期待できます。ただ、試験会場など、場所によっては音読ができない状況もあります。そんなときは、黙読でも良いので、持っている本や新聞などを開いて、心の中で声に出して読むように読書をしてみましょう。

私が子どもたちに助言するときは、この読書法のほかにも、「試験が始まったらとりあえず問題文や課題文を早読みしてみよう」と伝えています。とにかく文章を読む。早読みすると、より脳を活性化できることも実験でわかっています。実際に、アドバイスした子どもたちからは「緊張が少し解けた」というコメントを多くもらっています。

なお、この音読の緊張を解く効果については、論文で発表することはしていません。なぜなら、被験者に対して緊張状態を強《し》いるのは倫理的に許されないので、再現実験ができないからです。この本を読んでくださっている読者の方と共有できればと思います。

# 第3章

# 本の「読み聞かせ」と脳の関係

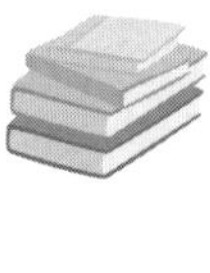

# 読み聞かせは親子の「こころの脳」が活動する読書法

読書のスタイルには、黙読や音読のほかに、「読み聞かせ」というやり方もあります。親などの大人が、小さな子どもたちのために絵本や児童書などを声に出して読んであげる。実は、この読み聞かせが子どもの発達に大きな影響を与えることがわかってきています。私たちも脳科学の観点からさまざまな研究をしていて、本章ではこの読み聞かせという読書法の効果についてお伝えしたいと思います。

発達心理学などの分野では、読み聞かせをすると親子間の愛情や人間関係が強まるという考察や、子どもの知的な能力の発達に資するという指摘が以前からありました。音読や黙読による脳への影響があるならば、読み聞かせによる脳への影響もあるかもしれません。そこで私たちは、読み聞かせをしている最中の親子の脳活動を調べる実験をすることにしました。

先述しましたが、ＮＩＲＳという装置を使えば、読み聞かせをする親子の脳を現実に近い状況で測ることが可能です（図3―1）。

**図3-1　読み聞かせ中の親子の脳の状態の計測**

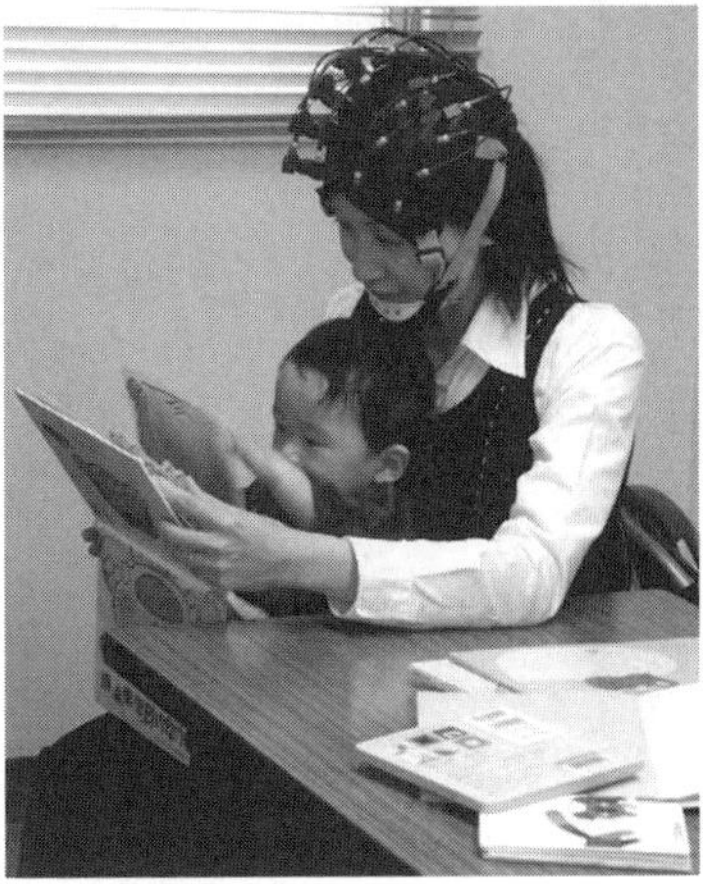

まず、読み聞かせをしているときの親の脳を調べる実験をしました。読み聞かせという読書活動は、親が本の文章を見て、それを声に出し、読んで子どもに聞かせるというものです。その行為は音読に近いので、私たちの実験前の仮説は「脳内の言語の領域が一番強く働くだろう」というものでした。

しかし、実験で得たデータを見ると、予想外の結果が出ていました。背内側前頭前野が強く活性化していたのです。このことは、言語の脳や思考の脳ではなく、「こころの脳」が一番強く働いていたということを意味します。これはいったいどういうことかと、私たちは考えました。

おそらく、読み聞かせをしている最中、親は本を読みながら子どもの気持ちや心の動きを深く考えたり想像したりしているのだと思います。親の視線を調べる実験はしていませんが、たぶん本の活字を見るだけでなく、子どもの様子を細かく見ているのではないかと思われます。もう少し言うと、本を通して子どもとの心の触れ合いを強く求めていく。それが、親にとっての読み聞かせの本質なのだと思います。

では、一方の子どもはどのような脳活動をしているのでしょうか。発達心理学などでは、読み聞かせをすると子どもの言語能力が伸びると言われてきました。私たちも、実験前は「聴覚領域と言語にかかわる領域に強い反応が出るだろう」という仮説を立てていました。しかし、これも外れました。

とても興味深いことに、実験データを見ると、聴覚領域や言語領域を含めた脳の表面（大脳皮質）に大きな反応が出ていなかったのです。あまりに弱かったので、統計処理をすると反応場所が見えなくなるほどでした。いったい子どもの脳の中で何が起きているのか。そこで私たちはＭＲＩ装置を使って、さらに脳の深部の活動まで調べていきました。

この実験では、まず親が読み聞かせをしているところをビデオで撮らせていただきました。読む本は子どもが特に気に入っているものです。次に、ＭＲＩ装置の中で子どもが自

**図3-2　読み聞かせは「こころの脳」を育む**

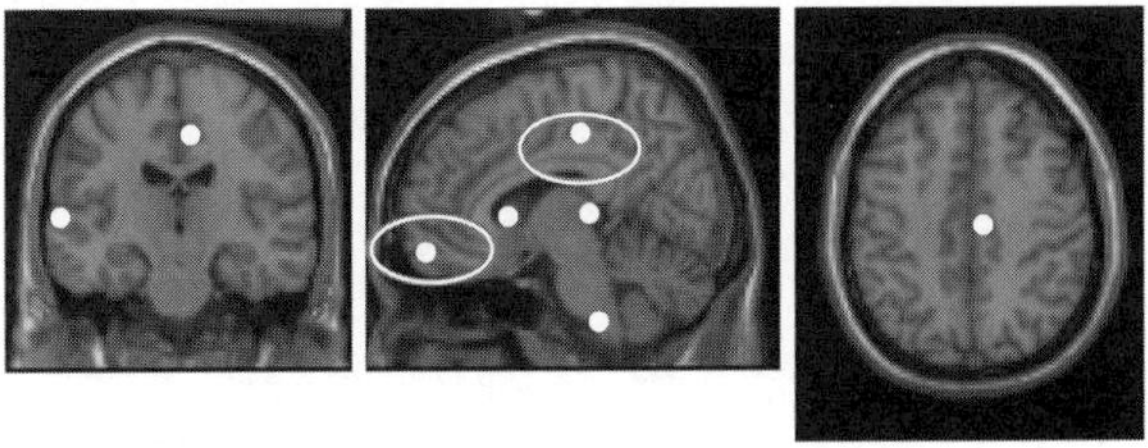

辺縁系 ……感情や情動に関わる脳、「こころの脳」に反応

分の親が読み聞かせをしている映像を見られるようにして、音声はイヤホンから聞こえるようにセットしました。ただ、幼児が対象なので、装置の中に長く入ってもらうことができません。計測時間が短いと、脳活動の信号とノイズを分離することが難しくなるのですが、短い時間でも脳計測がきちんとできるように、いろいろと工夫を重ねました。

こういった準備が整ったところで多数の子どもの脳活動を計測しました。この実験データを見ても、やはり大脳皮質には大きな反応が見られませんでした。では、どこが強く反応していたのか。一番強い反応が出たのは辺縁系と呼ばれる場所でした（図３―２）。これは大脳の奥深くにある脳です。

脳の表層にある大脳皮質はヒトなどの霊長類に特徴的に見られるのですが、この辺縁系は他の動物たちにも見られる脳です。「原始的な脳」とも言われます。この辺縁系の重要な機能の一つは、情動や感情の処理です。親に読み聞かせをしてもらっている子どもたちは、この情動や感情の脳がとても強く反応していたのです。

つまり、読み聞かせは単なる読書ではなく、親については、心のコミュニケーションを求めていて、子どもについては、親の言葉を聞きながらドキドキしたりハラハラしたりしながら情動や感情を揺さぶられるという読書なのです。読み聞かせという読書は「心と心の触れ合いの場」を作る活動だと言えるでしょう。

## 親子の脳活動が同期していく

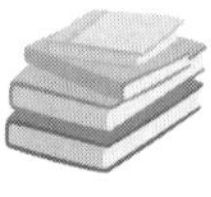

本の読み聞かせは、親子の心と心の触れ合いの場になる。そうであれば、親と子の背内側前頭前野、つまり「こころの脳」の働きを細かく見れば何か未知のことがわかるかもしれません。そう考えた私たちは、背内側前頭前野だけに焦点を当てて、読み聞かせをしているときの親と子の「こころの脳」がどのような状態になっているのかをなるべく精密に計測することにしました。

この実験では、親が子どもを膝の上に乗せて、普段使っている絵本で読み聞かせをしてくださいとお願いしました。そして、親子で同時に「こころの脳」の活動を計測しました。すると、親と子の双方の「こころの脳」で活性化が見られたのです。特に、新たに気がついて驚いたことは、この脳の活動の活性の度合いが同期していたことです。どんな活動でも、脳の活性度は時間の経過とともに上がったり下がったりするもので、データをとると緩やかな波を描きます。この波が、読み聞かせをしているときの親子で同期していました。

脳活動の同期現象については、これまでにもさまざまな研究で調べられています。それらの研究では、「こころの脳」の同期現象は、自分と相手が何かに共感しているときや、心と心がつながっていると互いに感じるときに生じることが科学的に検証されています。この研究結果を踏まえると、私たちの脳計測の結果からは、「読み聞かせは親と子の共感の場である」と言うことができるでしょう。

では、「親と子の共感の場」の読み聞かせを実践すると、親と子にどのような変化が具体的に生じるのかが知りたくなります。そこで、あえて読み聞かせをあまりしていない親子（41組）に協力してもらい、８週間ほど家庭で読み聞かせに取り組んでいただき、その前後で子どもがどう変わるか、そして親子関係がどのように変わるかを調べる実験もしました。

まず、子どもの変化については、これまで発達心理学で言われてきたように、言語の扱う力が月齢相応よりも高くなっていることがわかりました。語彙の数が増え、言語を扱う能力も通常の発達よりも高くなっていたのです。また、聞く力（聴理解）についても、月齢相当よりも高く伸びていることが判明しました。今まで心理学の分野などで言われていたことが、脳科学の観点からも正しいことが証明される形になりました。読み聞かせは子どもたちの言葉を扱う力や聞く力を伸ばすことができる。これは、心理学的にも、脳科学的にも明確に言えるでしょう。

また、このときの私たちの実験で特に注目したことがありました。それは親へのアンケート調査で、子どもたちの問題行動が減少し、子育てストレスが減っていたことです。

子育てストレスについては、世界標準のアンケート調査のやり方があり、私たちもこの調査方法を用いて調べました。そのアンケートには、子どものさまざまな行動に対する質問もあり、例えば抑うつ傾向を問う質問もあります。この実験のアンケート調査を見ると、子どもたちの問題行動を評価する総合スコアが統計的に減少していたのです。しかも、読み聞かせをした量に応じて、子どもの問題行動や子育てストレスに関するスコアが減少するという関係も、私たちは見いだしました。

では、具体的にどういった点で子育てストレスが減ったのか。細かく項目を見ていくと、子どもの機嫌の悪さが少なくなっていました。また、子どもの気の散りやすさや多動傾向も減少していました。さらに、子どもが刺激に対して敏感に反応することも少なくなり、新しい状況に慣れやすくなったという変化もうかがえました。このような子どもの変化が生じて、結果的に子育てのストレスが減ったようなのです。

## 親の子育てストレスが減る

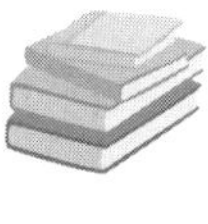

両親とも忙しく働いている家庭などでは、子どもに読み聞かせをしてあげる時間を確保することがなかなかできないものです。私が講演などで読み聞かせの効果を伝えても、聴衆の方から「やりたくても忙しくてできない」「時間がなくて無理です」という反応をよくいただきます。仕事が終わってからの限られた時間の中では、目の前の育児や家事で手一杯なのでしょう。その状況で、さらに何かをするというのは現実的に厳しいという家庭

が多いのは、私も強く実感しているところです。

しかし、我々の実験や調査のデータを見れば、そんな忙しい日々の中でも、なんとかして読み聞かせに時間を割《さ》くと、子育てが楽になるということが明示されています。もう一歩の努力が、結果的に親と子の双方を楽にするのです。

発達心理学では、読み聞かせで子育てストレスが減るのは、親子の愛着関係が強化されるからだと解釈されています。子どもの「緊急避難基地」ができて子どもの心が安定するようになったから、子どもの問題行動が減り、親のストレスが減ったという説明のされ方をするときもあります。

緊急避難基地というのは、発達心理学でよく使われる言葉です。例えば、幼稚園や保育園などでストレスを受けた子どもたちが、家に帰って家族の人にギュッと抱きしめられたら、そのストレスが解消できて気持ちがリセットできます。子どもにとって、親子関係が緊急避難基地になっていて、これがあることで心の安定を保つことができるようになるのです。つまり、親子が強い結びつきをもっていれば、子どもが外でいやなことを経験しても、子どもは家に帰って親のもとで安心し、また普段の生活に戻ることが可能になるということです。この機能を有している緊急避難基地をもっている子どもは、不安やストレスを抱えることなく毎日の日常生活を送ることができるようになります。

定量的な話が少なくなってしまうのですが、例えば子どもが幼稚園や保育園に行くと、特に最初はむずかるときがあります。家庭にいれば、親が子どものために尽くしてくれて、王様やお姫様のような存在になれますが、幼稚園や保育園に行くと集団に入ることになるので、今度は大勢の子どもの中の一人にすぎなくなってしまいます。これは、王様やお姫様から平民の地位にいきなり落ちてしまうようなもので、子どもはストレスを感じずにはいられません。

ただ、そうした新たな環境に遭遇しても、家庭内の親子の愛着がしっかりしていれば、やがて慣れて活発に遊ぶことができるようになります。強いストレスを感じても、家に帰ればリセットできると知っているからです。これが、主に親子だけが生み出せる緊急避難基地の効用です。

親子の愛着による緊急避難基地が家庭の中にできると、子どもが家庭で機嫌を悪くする必要がなくなります。なぜなら、子どもたちが家で泣いたり騒いだりする問題行動の多くは、実は「私のことを見て」という主張や訴えだからです。子どもたちが「私には緊急避難基地がある」と感じていれば、そこには家族の人が自分をしっかり見てくれているという安心感もあり、ささいなことが起きても「こっちを見て」と言う必要がありません。わざわざ機嫌を悪くしなくてもいいのです。

また、子どもの気の散りやすさや多動が減るのも、あるいは刺激に敏感に反応しなくなるのも、子どもの気持ちが安定してストレスに強くなるからです。このように子どもが家庭で安定してくれると、結果的にわがままを言ったり泣き叫ぶということも減るので、子育てが楽になります。

さらに、この緊急避難基地をもっている子どもたちは、他人に対する不安も減るので、家族以外の人への信頼感も築きやすくなります。幼稚園や保育園、学校に行っても先生たちを信頼して活動することができますから、良い関係性を築けるようになり、結果的に教育の恩恵を受けやすくもなって、自分の能力を伸ばしてもらいやすくなります。また、社会に出たときも、他者との間で信頼関係を築きやすくなるといったメリットも生じます。

では、このような効用がある緊急避難基地をどうしたら子どもがもてるようになるのか。具体的な方法の一つは、読み聞かせを毎日することです。私たちの実験では、読み聞かせをきちんと実践した多くの家庭で、緊急避難基地の効用が現れているのが確認できました。

この実験をする前、協力者たちに「毎日、読み聞かせをしてほしい」と依頼したら、ほぼ全員から「時間的に難しい」という反応が示されました。それでも「実験ですから、なんとか1カ月間だけでもやってもらえませんか」と頼みこんで、取り組んでいただきました。すると、かなりの数の方たちが実験期間中の変化についてメールなどでわざわざ報告してくれました。そこには「我が子が自分に何を求めているのかよくわかるようになった」「子どもとの絆が深まった感じがする」というようなコメントが、感謝の言葉とともに書かれていました。

## 一回10分、週3日だけで効果あり！

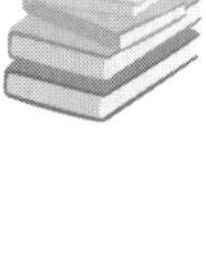

読み聞かせは、子どもの心の安定につながる緊急避難基地を生み出すことに寄与する。私たちは、このことを脳科学や心理学の実験で明らかにしたと考えています。

では、この効用を得るには、読み聞かせをどれぐらいすれば良いのでしょうか。実験のデータを見ると、読み聞かせの時間が長くなるほどストレスが下がりやすいという傾向がうかがえます。時間が許す限り、かつ親の過度な負担にならない範囲で、読み聞かせの時間をできるだけ多く作って親子で楽しむ。それが一番効果的なやり方だと思います。

ただ、肝心なポイントの一つは、読み聞かせの効果を得られるかどうかの分岐点は読み聞かせの実施の有無にあることです。つまり、やったか、やらなかったか。毎日できなくても、数分の時間しかなくても、やらないよりはやったほうが良いのです。読み聞かせをして、短時間でも親と子の「こころの脳」が同期できれば、家庭でのストレスが下がっていくはずです。

私たちの実験データに基づいて言えば、毎日10分の読み聞かせの時間を作ると、確実に親子の愛着関係が強まり、子育てストレスが減ります。毎日が無理であれば、まずは「週に3日、毎回10分だけ」を目標とすれば良いと思います。それだけでも読み聞かせの効果が出るというのが、私たちの研究の結論です。

この読み聞かせという読書は、私はとても素晴らしい脳の活性方法だと思っています。取り組むとなると、最初は「大変だな」と思うかもしれませんが、子どもたちはとても幸せな時間を過ごすことができます。しかも、言葉を学ぶ機会や情動や感情を豊かにする機会にもなります。読み聞かせを継続的にしていくと、たぶん子どもから「毎日やってほしい」とお願いされるようになるでしょう。そんなときは、ご自身の時間と体力が許す限り、子どもに付き合ってあげてほしいと思います。

読み聞かせをすること自体が親のストレスになってしまうのであれば、発想を転換してほしいと思います。読み聞かせは、決まった一人が担当する必要はありません。周りにサポートしてくれる家族などの大人がいるのであれば、分担してもらいましょう。時間帯も寝る前でなくても構いません。いろいろな大人がさまざまなときに読み聞かせをしてあげれば良いのです。それでも読み聞かせの効果はあると考えています。

また、読み聞かせでおすすめの作品や種類を尋ねられることも多いのですが、特にありません。読み聞かせの目的は、学習や能力開発ではなく、親と子の心の触れ合いであり、緊急避難基地の構築です。だから、子どもが好きな本を読んであげれば良いのです。繰り返し読んでも構いません。むしろ、子どもが嫌いな本を読むよりは、何度も読んでいる好きな本のほうが、読み聞かせの効果を多く期待できるでしょう。子ども自身がいろいろな本に興味を示すのであれば、図書館などでさまざまな本を借りて読んであげてほしいと思います。要は、子どもたちの興味や関心、性格、発達段階に応じて本を選べば良いということです。

読み方も、子どもに合わせてあげましょう。子どもが楽しんで聞いてくれるのであれば、どんな話し方でも構いません。抑揚《よくよう》や緩急《かんきゅう》をたくさんつけて感情を揺さぶるということを意識されてもいいですし、ストーリーがきちっとわかるように、ゆっくり読んでも良いでしょう。要は、子どもの様子をしっかり見ながら、子どもが本を見ながら楽しめるようにするのが一番だと思います。子どもの中には、話の途中でページをめくって次に進みたがる子もいます。そんなときは、次のページから読み始めれば良いでしょう。読み聞かせは、本の物語や内容について記憶したり勉強したりする活動ではありません。本を通して親子がかかわることが最大で一番の目的です。

また、読み聞かせを継続的にしていくと、成長した子どもが本の話を理解して覚え、親など周りの大人に話すようになります。だいたい4～5歳ぐらいからこの現象が見られるようになります。文字が読めないのに、本の内容を覚えて、その本を持って話せるようになるというのは、ちょっとした驚きですが、これは読み聞かせをしてきた親が実際によく経験することです。

子どもがこのような様子を見せたときは、親や周りの大人はぜひ最後まで子どもの話を真剣に聞いてあげてほしいと思います。そして、話が終わったら少し大げさに喜んであげてください。褒《ほ》める必要はありません。親や大人が喜ぶ姿を見せるだけで十分です。

実はこのとき、読み聞かせの読み手と聞き手が交代しています。実は、子どもは新たなことにチャレンジしているのです。それがうまくいくと、本を読むことが自分だけではなく、他人も幸せにするという経験を積むことができます。この経験を何度もできると、子どもは学童期に入ってから自ら本を読むようになると私たちは考えています。読み聞かせは、他人を幸せにする喜びを知ることや、脳の全身運動となる読書習慣をもつことにつながっていきます。

## アニメを一緒に見るときとは異なる脳の働き

もしかしたら、読者の中には、読み聞かせの効果が本特有のものなのかどうか疑問に思う方もいるかもしれません。つまり、親子の「こころの脳」の同期は、映像など他のメディアでも生じるのではないかという疑問です。これについては、おそらく「こころの脳」の同期は本を使った読み聞かせがもっとも生じるというのが私の考えです。

例えば、アニメ映画などの映像コンテンツを親子で見て、一緒にハラハラドキドキすることはあるでしょう。子育てをしていれば、そのような経験を実際にすると思います。その時間の共有はとても素晴らしいとは思いますが、読み聞かせのような効果はないと私は考えています。

重要な観点の一つは、情報がどこからどこに流れるかということです。読み聞かせの場合は、文字の情報が親から子どもへと流れ、また子どもがその情報に反応して表情を変化させ、その表情の変化が親にフィードバックされて、さらに表現に工夫を加えて文字の情報を新たに子どもに伝えていきます。読み聞かせでは、親子間で情報のやり取りが密に行われていると考えられるのです。

一方、映像コンテンツの場合、親子で観賞しながら同じように驚いたり笑ったとしても、親子間の情報のやり取りは基本的にありません。時間は共有していますが、コミュニケーションの密度がとても薄いのです。

このことを傍証する実験データがあります。私たちが行った実験なのですが、見知らぬ他人である実験協力者たちに映像コンテンツを一緒に見てもらい、そのときの脳の活動を計測しました。この実験は、映像コンテンツを一緒に見ているときの「こころの脳」の動きを調べることが目的で、映画館やパブリックビューイングのような場面で、見知らぬ人同士が集まって同じ映像を見たときに、人の心がどのように変化するのかを調べようと考えたわけです。

結論から言うと、データを見ると「こころの脳」の同期は起こっていませんでした。同じ映像を見て、同じタイミングで一緒に笑ったりするのですが、観賞者の間では共感が生じることはほとんどありませんでした。親子の場合は調べていないので、このデータが厳密な根拠とはならないのですが、おそらく親と子の間でも映像コンテンツは共感を生まないと考えられます。

話が少しそれるのですが、もう少し言うと、映像ではなく、演劇や漫才などのようなライブになると観客の間で共感が生じやすいことがわかっています。このようなライブでは、演者が観客を強く意識して、働きかけようとしますし、観客もそれに反応して表情を変化させ、その変化が演者にフィードバックされます。このとき、観客同士で何か一体感のようなものが生まれるようなのです。観客の脳を計測すると、同じ場面やタイミングで「こころの脳」の活動が同じように変化していて、同期の現象が起きていました。

この実験結果から言えば、家でテレビやＤＶＤ、ユーチューブなどの動画を見るよりは、一緒に演劇などを観賞したほうが、親子の共感を高める経験になるのではないかと考えられます。あるいは、観賞するのが映画と演劇で迷ったら、作品の良し悪しは別として、演劇を選んだほうが親子の心のつながりを高める可能性が高いでしょう。私の妄想を言わせていただければ、デートをするときは映画ではなく、演劇や漫才ライブがおすすめです。

今、パソコンやスマートフォンでさまざまな映像を見ることができます。時間と空間を超えて、自分は移動することなく、たくさんの映像にアクセスできます。知らなかった世界や知りたかった物事を見ることができるという点では、動画サイトの貢献は大きく、目的に応じて利用すれば良いのだと思います。

ただ、とてもコストはかかるのですが、ある場所にわざわざ行って、そこで本物を見ることでしか生まれない共感があるということは、決して忘れてはならないと思います。これだけバーチャルな体験ができるようになったのに、それでも人は夏になると音楽イベントなどにコストをかけて出向いて集《つど》うのです。悪天候でもそこに行くのは、その場に行けば何か得難い経験ができると知っているからでしょう。特に人と人がつながり合えるということに、ポジティブな意味を見いだしているのではないかと思います。

蛇足かもしれませんが、もう一つ言うと、本を使った活動の一つに「朗読」があります。これについては実験をしていないので、特に考察はないのですが、私の個人的な経験では、何か特別なものがあるのかもしれません。

以前、プロの方による宮沢賢治作品の朗読を聞く機会があったのですが、活字を読んでいたときには見えなかった宮沢賢治の世界観が、スッと頭の中に浮かんで鳥肌が立ったことがありました。これは先ほどの読み聞かせのデータからすると、まさに原始的な「情動の脳」が揺さぶられたのだと思います。理性の脳を通り越して、情報以外の何かが入ってきたのではないかと想像しています。いつか実験ができればと思っています。

「こころの脳」を同期できる場をいかに残すか。インターネットの時代だからこそ、今そこが問われているのかもしれません。

## 他人の心を想像する力こそコミュニケーション力

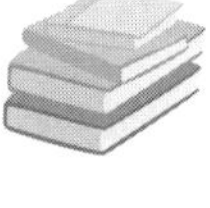

この章では、読み聞かせの効用についていろいろと伝えてきました。読み聞かせという昔から見られた親子間の読書活動が、実は「こころの脳」の活性にとても効果的で、家庭での育児や子どもの発達などに良い影響を与えることができることを、私たちは実験で明らかにできたと考えています。

今、情報があふれる社会に現代人は暮らしていますが、実に不思議なことに、情報量が少なくて伝達スピードの遅い読み聞かせのほうが脳の発達を促しやすいのです。近年、誰もがスマートフォンをもつようになって、意識と視線が常にそのデジタル機器に向けられるようになりました。本人が望むと望まざるとにかかわらず、いろいろな情報が私たちの身の回りに雨のように降ってきて、それを処理することで常に精一杯になっています。この傾向はSNSの普及でさらに強まりました。

私が、読み聞かせという読書を強くおすすめする理由の一つは、子どもの周りにいる親などの大人が一様に忙しくて、子どもに向き合う時間が減っているのではないかと危惧するからです。小さなお子さんを育てているご家庭で、子どもたちと一緒に何かをするのではなくて、子どもたちにスマートフォンやタブレットを渡して動画を見せ、その間に家事をするという親は少なくないと思います。あるいは、仕事が終わってから、子育てや家事で忙しいのに、いつの間にかインターネットやSNSに没頭してしまっているという方もいるのではないでしょうか。

これまで、私はさまざまな実験で多くの子育て世代と接してきましたが、現代社会は親子の愛着関係が作りにくくなっていると感じます。昔も今も、親たちは我が子に強い愛情をもち、自分たちのもてる時間の多くを子どもに費やそうとしているのですが、情報社会の中でいつの間にか10分の読み聞かせも「厳しい」という状態になってしまっています。

こんな時代だからこそ、意識して親と子が濃密にかかわり合う時間を作ることが必要だと私は考えています。短い時間で構わないのです。どんなやり方でも良いので、子どもに読み聞かせをしてほしいと思います。この読書法は、脳科学の観点から、脳に対する良い効果が確かめられています。特に、他人の心を想像する力を育んでくれます。

人間というのは群れで暮らす動物です。一人で生きていくことはできず、社会の中で生きていくことが運命づけられています。社会の中で生きていくということは、他者との関係性を築くということにほかならず、これを上手にできる力が社会の中で生きていくために一番求められます。

子どもが他者とかかわる能力を獲得するのは、家庭における家族とのコミュニケーションがベースになります。しかし、このコミュニケーションが成立しにくい社会になりつつあるように感じるのです。デジタル機器が普及する中で、自分自身の興味関心を満たすサービスが急速に増え、一人ひとりが幸せであれば良いという感覚や考え方が非常に強まり、家庭の中にいても「個」がハイライトされていきます。

現代の子育ても、家族全員がスマートフォンの画面を見ているような状況の中で取り組まなくてはならなくなっています。他者の心の触れ合う場である家庭が、単なる「個」が集まっている場所になっている。この状況のままで多くの子育てが進められていくと、他者との人間関係をうまく築けない人が多くなり、社会が崩れていくのではないかと、私は本気で危惧しています。読み聞かせは、「個」でなく、他者との「絆」を強くすると私は思うのです。

さて、次の章では、ここで少し指摘したスマートフォンなどのデジタル機器について、脳科学の観点からいろいろと言及したいと思います。本もスマートフォンも、同じように文字を読むことができますが、脳に対する影響は全く違います。

# 第4章
# スマートフォンの恐怖

## ボーッとしているときよりも脳活動が下がる

かつて、電車に乗れば新聞や本を読んでいる人をよく見かけたものです。しかし今は、向かいのシートを見れば、座っている方たち全員がスマートフォンの画面を見ているということがよくあります。現代では、スマートフォンやタブレット端末などのデジタル機器はもはや生活必需品です。家庭や職場でも、私たちはいつもデジタル機器を身につけ、常にさまざまな情報をやり取りしながら、仕事をしたり日常生活を送ったりしています。

おそらく、読書の時間はスマートフォンなどの機器に接する時間に奪われているのでしょう。テキスト情報を得るだけならスマートフォンでも可能ですし、むしろそのほうが本よりも多種多様なテキスト情報を瞬時に得ることができます。スマートフォンには本にはない利点がたくさんあるように思えます。

では、スマートフォンやタブレットなどを使っているとき、人の脳はどのような状態になっているのでしょうか。本を読むときと同じような脳活動をしているのでしょうか。私たちはこれまでに、デジタル機器を操作しているときの脳を調べるという実験を何度も実

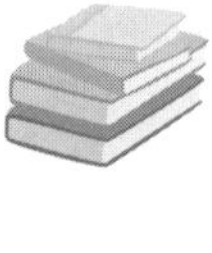

施しています。それこそスマートフォンが普及する前から調べています。

前述しましたが、２００５年に私たちは任天堂のゲーム「脳トレ」を産学連携の一環で開発しました。この開発に取り組む前に、まず私たちはゲームをしているときの脳活動がデジタル機器によって違いがあるのかどうかを調べました。すると、あることに気がついたのです。映像や画像を大きい画面で見ているときと小さい画面で見ているときでは、脳活動が異なっていました。小さい画面のほうが、脳の活動が弱くなっていたのです。

当時、実験で用いた機器の中ではタブレット端末の画面が一番小さかったのですが、その小さい画面で映像や画像を被験者に見せると、脳の活動が極端に弱くなるという現象が起きていました。ということは、モバイルゲーム機のような小さいディスプレーに何かを表示させても、脳の前頭前野にある「思考の脳」の活動もほとんど上がってこないと考えられました。

どうして小さな画面では脳の活動が上がらないのか。この理由は今でもよくわかっていません。メカニズムはわからないけれど、脳にはこのような性質があるということが実験の中で見えてきたということです。

ゲーム「脳トレ」がヒットしたあと、スマートフォンという小さなディスプレーを備えた汎用端末が急速に普及しました。すると、大人も子どももスマートフォンでゲームをしたり動画を見たりするという新たな生活習慣も生まれました。私たちはその変化を見て、背外側前頭前野の「思考の脳」はどのような状態になっているのか、もう一度調べてみようと考えました。過去の実験結果から、小さい画面で情報を得ても脳はあまり働かないと考えられました。

そこで、さまざまな場面でスマートフォンを使っているときの前頭前野の活動を調べる実験をしました。やはり、脳はあまり活動していませんでした。特に、動画を見ているときの背外側前頭前野の活動は低く、何もしないで一点を見つめてぼんやりとしているときよりも低い状態でした。不思議なことに、スマートフォンを使って動画を見ると、情報処理をほとんどしていないボーッとしているときよりも脳活動が下がるのです。これは少し専門的に言うと、脳活動が「抑制」されているという現象が生じていた、ということを示しています。

## マッサージされているときと同じような脳の状態

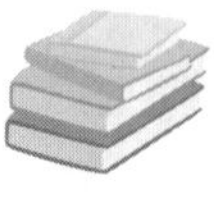

私たちは、これと同じような現象を、スマートフォン以外の場面でいくつか見つけています。例えば、テレビでゲームをしているときです。テレビゲームをしているときの脳活動を調べると、脳活動が抑制される現象が頻繁に観察されます。また、テレビやＤＶＤを見ているときも、多くの番組やコンテンツでは同じように脳活動が下がるという現象を私たちは見つけています。

興味深いのは、学習にかかわるコンテンツを動画で見せても、背外側前頭前野の「思考の脳」の活動が低下することです。前述した通り、「思考の脳」の活動が高まるほど学習効果が高まり、逆に学習効率を高めるには「思考の脳」の活動を高めることが重要です。この知見を踏まえれば、テレビやＤＶＤ、動画コンテンツで学習をしても、「思考の脳」の活動が低下してしまうので、学習効果はあまり期待できないということになります。

私たちは、背外側前頭前野の「思考の脳」の活動低下がどのようなときに見られるか、さまざまな場面で実験をしながらさらに探っていきました。テレビやゲーム以外でも同じような現象を生じさせるものがあるかもしれないと考えたのです。すると、「これは同じだ」と思えるような現象を発見できたのです。産学連携で行った実験なので論文にはしていないのですが、マッサージをされているときの脳活動を調べたところ、まさに背外側前頭前野の働きが平常時よりも下がっていました。

マッサージを受けると、体だけでなく心もリラックスできて、気持ち良くなるものです。その気持ちが良いと感じるときに、「思考の脳」の活動が低下するという現象が生じます。施術者が力をつい入れすぎてしまい、本人が「ちょっと痛い」と感じたときは、この反応がサッと消えるということも確認しました。

今のところの私たちの結論は、テレビやＤＶＤ、スマートフォンで動画を見ているとき、あるいはゲームなどをしているときは脳がリラックスした状態になり、「思考の脳」である背外側前頭前野の活動が両側《りょうそく》ともとても下がるのではないか、というものです。

おそらく、この結論は実際の感覚とは異なるかもしれません。映画やゲームなどのコンテンツによっては、展開にドキドキハラハラさせられたり、笑ったり泣いたりなど感情が大きく揺さぶられたりします。脳がたくさん働いているに違いないと直感的に思うのですが、実際に調べてみると、たいてい脳の活動には抑制がかかっています。コンテンツによる差はあまりなく、激しいゲームや刺激的な映画を見ても、脳活動はボーッとしているときよりも低い状態にあるのです。

## 「脳トレ」が目指した「つまらないゲーム」

このように話を展開してくると、私たちが開発した「脳トレ」についても、「思考の脳」の活動を下げているのではないかと指摘されるかもしれません。この点についてはすでに第2章で少し触れましたが、私たちの「脳トレ」は背外側前頭前野の活動をきちんと高めることを確認しながら開発を進めました。「思考の脳」が高まるようにプログラムを作り、「思考の脳」が実際に高まることを確かめた上で、世に出したのです。繰り返しますが、学習を成立させるには、左の背外側前頭前野（右利きの場合）を使うようなプログラムでなければならず、私たちはこの鉄則をきちんと守っています。

具体的には、まず私たちがプログラムをデザインし、それに基づいて任天堂にプロトタイプのゲームを作ってもらいました。次に、そのゲームをプレイしている方たちの脳活動を計測していきました。最初の段階では、残念ながら脳に抑制がかかっていました。

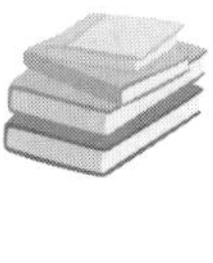

私たちは、どうすれば脳に抑制がかからないプログラムになるのかと検討を重ねました。そして、ゲームのさまざまなパラメーター（変えられる値・変数）を何度もチューニ

ングしながら探っていき、肝となるようなポイントを絞り込んでいきました。

この過程で私たちが発見した重要なことの一つが、ゲームの中から楽しさの要素を抜けば抜くほど、脳の活動が起こりやすいということでした。まるで笑い話です。楽しさを抜いたゲームというのは、果たしてそれはゲームなのでしょうか。冗談みたいな話ですが、私たちはそんなゲームを本気で目指しました。購入してくださるお客様が「ギリギリお金を出してもいい」と思える楽しさをもっている、そんな「つまらないゲーム」を作ろうと。そして、ほとんどの人（統計的に7〜8割ぐらい）がプレイすれば「思考の脳」を働かせられるゲームを開発し、世に問うたのが任天堂の「脳トレ」シリーズだったわけです。

このゲームの特徴を脳科学的に言えば、通常のゲームではあまり働かない前頭前野をなんとかして働かせる工夫を盛り込んだゲームということになるでしょう。このように開発したゲームや脳のトレーニングプログラムは、それまではありませんでした。画期的なゲームでありプログラムになったと思っています。

前述しましたが、この「脳トレ」が発売されてヒットすると、多くの類似プログラムや製品が発売されました。しかし、「思考の脳」の活動が高まることを確認しなかったために、学習効果が出ず、ほぼすべてが市場から消えました。特別な機器とプログラムで「思考の脳」の活動を効果的に高めるということは決して簡単なことではありませんし、ましてや小さな画面のデジタル機器でそれを実現するのは至難の業なのです。

## スマートフォンで長文を書いても脳活動は高まらない

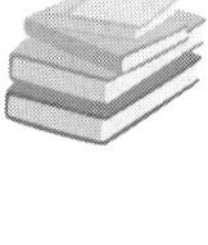

スマートフォンは汎用端末なので、いろいろな機能があります。動画を見ているときの脳は働かなくても、メールの機能で文章を書くときは働くかもしれません。それも長い文章を書くときは、論理的に物事を考える必要があるので、背外側前頭前野を使うのではないかと考えられます。そこで、被験者にスマートフォンで少し長めのメールの文章を考えて作ってもらい、そのときの脳活動を測るという実験をしました。

このような長めの文章を作成するときは、背外側前頭前野の左側（右利きの場合）にある「言語の脳」を使わなくてはなりません。しかし、この実験のデータを見ると、背外側前頭前野の活動はフラットでした。つまり、脳活動が顕著に現れてこなかったのです（次ページ、図4―1）。意外な結果でした。これは、スマートフォンを使うと、たいていどの

**図4-1　スマートフォンを使っているときの前頭前野の活動**

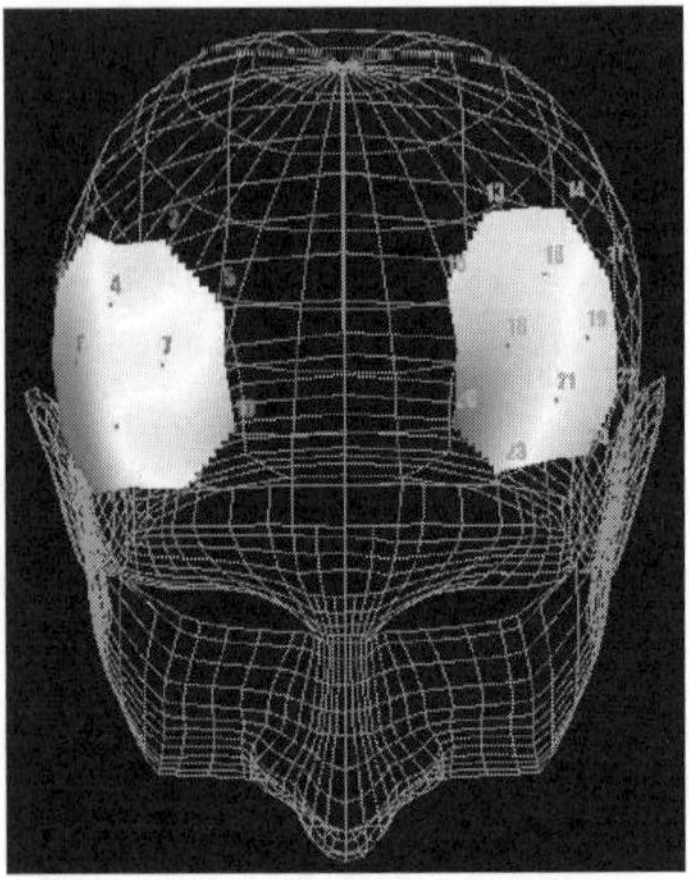

メールを
書いているとき

ようなことをしていても前頭前野の活動に抑制がかかるか、あまり変化しないということを示しています。

私たちは今、スマートフォンを常に身につけ、少しでも時間があくと手に取り、忙しくてもその画面を見続けるようになっていないでしょうか。人間関係や買い物、さまざまな手続き、娯楽、学習など多くの活動をスマートフォンでするように習慣化されつつもあります。この先、私たちの脳はどのようになっていくのか。ここに大きな興味をもたざるを得ませんし、正直、大きな社会問題になるのではないかという危機感ももっています。

ちなみに、文章を生成するとき、紙に手

書きで書くと脳活動が高まることが知られています。書くことと脳にかかわる研究は、東京大学の脳生理学者・酒井邦嘉《くによし》教授が精力的に取り組んでいて、やはりＩＣＴ（情報通信技術）を使って文字を記録するときよりも手で書くときのほうが、明らかに脳の活動が高くなると報告されています。私たちも、手書きにかかわる実験をしていて、手で紙に書いたほうが物事の理解や記憶の定着が明らかに良いというエビデンスを出しています。

　単に記録して保存するという観点ならＩＣＴを使ったほうが合理的でしょう。膨大な量を保存できるし、検索もしやすい。しかし、ＩＣＴに頼ると脳が使われにくくなり、結果として自分の中にあまり残らなくなるのです。ＩＣＴよりも手書きのほうが脳もよく働くし、書いたものが記憶に残りやすい。これはさまざまな研究で指摘されていて、科学的に明らかになっていると言えるでしょう。

## 紙の辞書で調べたほうが覚える

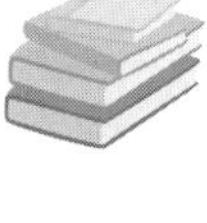

　前項で紹介した文章を作る実験においては、私たちはスマートフォンを使っているときの脳活動のみを計測しました。そこで、同じ作業を、スマートフォンを使ってする場合と

他のものを使ってする場合ではどのように脳活動が違うのか、それを同じ被験者で調べるという実験も私たちは実施しました。

取り組んでもらった作業は、言葉の意味を調べるというものです。具体的には、大学生でも意味がよくわからない単語をいくつも用意し、その意味を次々にスマートフォンで調べてもらったり、紙の辞書を引いて調べてもらったりしました。そして、それぞれの脳活動を記録して、そのデータを比較しました。

図4―2をご覧ください。この線は背外側前頭前野の活動の度合いを示しています。時間は左から右に向かって経過しています。また、縦の線で区切った左側のところが、スマートフォンで言葉の意味調べをしていたときの脳活動の様子です。その右の縦の棒の狭いところは、何もせずにぼんやりしてもらっているときの状態です。さらにその右のところが、紙の辞書で言葉の意味調べをしてもらったときの脳活動の様子です。

脳活動の線を見ていただくと直感的にわかるように、スマートフォンで調べたときにはほとんど前頭前野の活動には大きな変化が見られません。ところが、紙の辞書で調べるときの脳活動を見ると、明らかに活動量が増えています。

この実験ではさらに、言葉調べが終わったあとに数分ほどの間をあけて、調べた言葉の

**図4-2　言葉(単語)の意味調べ中の脳活動**

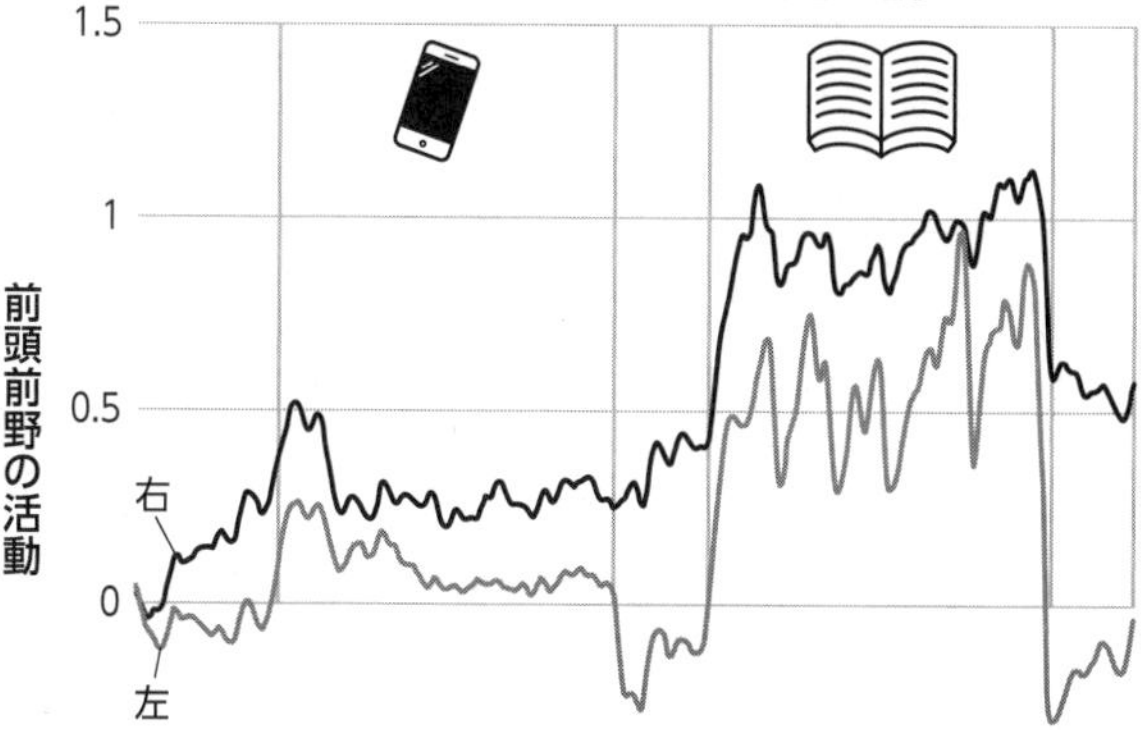


意味を書き出してもらうという「再生」の実験も行いました。抜き打ちテストです。実験前に「あとでテストをします」とは言っていませんので、被験者たちは覚えようと努力や工夫はしていません。

するとスマートフォンで調べた単語の意味は、一つも思い出すことができなかったのです。一方、辞書で調べたほうの単語は、おおむね調べた単語の半分ほどが思い出せました。調べることができた単語数はスマートフォンのほうが多く、辞書で調べたときの2倍近い数になりましたが、頭には何も残っていなかったのです。

この結果は、脳科学の基礎的な知見と一致するものです。デジタル機器では前頭前野があまり働かないし、前頭前野を使わないと学んだことが記憶として残りづらい。そのことが、この実験でも証明されたと考えています。

では、電子辞書の場合はどうなのか。先の実験とは別に調べられた例があります。やはり、電子辞書などのデジタル機器を使うと、スマートフォンと同様に、前頭前野が働かないのです。この活動が高まらないので、記憶の定着も良くないということもわかっています。

言葉の意味を知りたいだけなら、電子辞書やスマートフォンで調べたほうが効率的でしょう。短時間で欲しい情報にアクセスできます。しかし、調べたことを記憶にとどめて、自分で使えるようにしたいのであれば、紙の辞書のほうが合理的です。確かに調べるのには時間がかかりますが、短時間で調べることができても頭に何も残らなければ、その目的の学習には意味がありません。

スマートフォンを使っていると、つい何度も同じ言葉を調べるということをしていないでしょうか。「あれ、この言葉、前にも調べたかもしれない」と思うことがあれば、脳があまり働いていない状態になっているのかもしれません。

## スマホに向き合っていられるのは脳が疲れないから

スマートフォンの画面をいつまでも見続けてしまうことはないでしょうか。傍《はた》からしたら、あの小さなディスプレーを長時間見るのは大変ではないかと思いますが、本人は意外と平気でずっと見ていられるものです。どうして、あの小さな画面をいつまでも見続けることができるのでしょうか。それは脳が疲れないからです。疲れるのは目だけ。脳がマッサージをされているのと同じような状態になっているので、いつまでも「疲れた」とはならないのです。

一方、前頭前野をしっかりと働かせる作業は、そう長くは続けられません。私たちが開発した「脳トレ」のプログラムは、前頭前野を強制的に使わせる内容なので、おおむねセッションが1～2分で終わるように設計してあります。連続して取り組むと、脳がとても疲れ、やがて続けることができなくなります。このような状態になれば、それは脳が働いている証左です。脳は思っているよりも疲労に弱い臓器です。

スマートフォンやテレビなどは、3時間でも4時間でも平気で向き合っていられます。

それだけ脳がリラックスしているということであり、言い換えると、脳が働いていないということです。ただ、私はそのリラックス効果を悪く言うつもりはありません。ストレス社会の中で仕事や勉学に励んでいれば、心身ともに疲れてしまうこともあるでしょう。そんなときに、スマートフォンなどで動画を見たりゲームをしたりすれば、脳を強制的に休ませることができます。そのリラックス効果を上手に取り入れれば、心身の健康管理に寄与できるでしょう。特に、「思考の脳」を休めることができるので、精神的なストレスを解くには有効ではないかと思います。

ただ、人は「心地よい」という感覚にとても弱いことを忘れてはなりません。一度でもこの感覚を得る方法を知ってしまうと、どんな人でも依存してしまう危険性が生じます。脳をリフレッシュするために、短い時間だけスマートフォンなどで動画を見るのであれば良いのですが、ついズルズルと見続けてしまいがちです。ゲームもそうです。「心地よい」という感情を生じさせるものは、いつの間にかそれに囚《とら》われてしまうことが往々にして起きます。

脳を休ませるための短い時間だけしかスマホで動画を見ない、あるいはゲームをしないと決めて、確実にそれを実践できる心の強い人は、積極的にスマホのもつリラックス効果を活用すれば良いと思います。逆に、「心地よい」という感情に流されやすいと思っている方は、何もせずにぼんやりとするなど、自分なりに脳をリラックスさせられる方法を見つけて実践することをおすすめします。

## 大人の脳でもダメージが蓄積していく

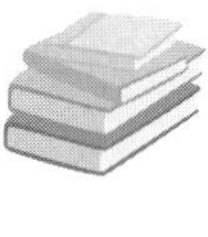

スマートフォンやタブレット端末でインターネットを積極的に使うと、脳に悪影響を及ぼします。この傾向は、年齢にかかわらず同様の現象が生じることが実験データで確認されています。

この実験で協力してもらったのは東北大学の学生で、私たちは１０００人以上の学生の脳をＭＲＩで計測し、同時にスマートフォンやタブレット端末でのインターネットに対する依存傾向も調べ、定量的に評価しました。すると、インターネットの依存傾向が強い学生たちの脳（白質）に老化のサインが出ていることがわかったのです。また、その学生たちの特徴を心理学者が解析すると、「自尊心が低い」「不安・抑うつ傾向が高い」「共感性や情動制御能力が低い」といった傾向があることもわかりました。このような傾向は脳が脆弱な子どもたちに顕著に見られますが、大人でもスマートフォンに依存すると、脳にダメージが蓄積されていくと考えられます。

では、どうしてスマートフォンやタブレット端末でインターネットに依存すると、脳の発達が止まってしまったり、老化のサインが出るようになったりしてしまうのでしょうか。このメカニズムについては、私たちはまだ理解できていません。これからの研究となります。

ただ、傍証の一つとしてわかっているのは、前述したように、スマートフォンを使っているときは背外側前頭前野があまり働かないということです。身体的に見れば、脳と体は基本的に同じです。脳を使わないというのは体を動かさないのと同じであり、子どもが成長期に運動しなければ体がうまく発達できないように、脳もうまく発達できないと考えることができます。

また、第1章で説明した「スイッチング」という心理学の知見から考えていけば、スマートフォンやタブレット端末はマルチパーパスの端末なので、いろいろな情報が割り込みやすく、これを身につけているだけで気が散りやすくなり、物事に集中することが難しくなっていきます。いろいろなことを同時並行で処理することに向いている端末として開発されているので、もともと使用者が一つのことに集中できないような仕様になっているとも言えます。

余談ですが、任天堂と一緒にゲームを開発する中で、実は失敗してしまったことがありました。「鬼トレ」（「ものすごく脳を鍛える5分間の鬼トレーニング」）です。「脳トレ」との大きな違いは、脳をたくさん使うことができるようにしたことでした。脳をたくさん活性化できるので、より高い効果を期待できます。そこをセールスポイントにしたゲームだったのですが、「脳トレ」ほどは売れませんでした。

失敗の最大原因は、プレイする時間を長く設定してしまったことです。前作の場合、１セッションが1～2分でした。一方、この「鬼トレ」では5分ほどもありました。おそらく、人間が何かに集中できる時間は5分もないのでしょう。原因を探るため、市場調査をしてみると、人々がこの種のゲームに求めている時間は30秒から1分ぐらいであることがわかりました。注意を一カ所に向け続けられる時間は、おそらくこの程度なのだと思います。

２０１５年にマイクロソフト社がおもしろいレポートを発表しています。同社は、カナダ人成人を対象として、集中力の持続時間を経年観察しています。その結果、２０１５年にはカナダ人の約2割で、集中力が8秒間にまで低下していたことを明らかにしています。

集中力が短い人の特徴として、メディア時間の長さ、ソーシャルメディア利用頻度、所属する組織のICT導入率、マルチタスクの頻度の多さをあげています。生活のICT化によって、人々の注意力は極端に低下していることを、ICT化社会を創っている張本人の一人が語っているのです。もっとも、彼らは非常に賢くて、だからこそインターネット広告などは最初の8秒間が勝負であると顧客に伝えることを忘れてはいません。

脳は、何かに集中して一つのことに注意を向け続けることがあまり得意ではありません。だからこそトレーニングをして鍛えることが重要なのですが、逆に脳を使わなくなると、どこまでも物事に集中できない脳になっていきます。このことは数々の実験や調査の結果が物語っています。物事に集中できない脳になってしまうと、生活の全般において注意を向けることができなくなり、さまざまな日常的な営みが成立しにくくなっていくでしょう。

では、どうすればいいのか。たぶん、この問いに対する答えは簡単には出ないでしょう。社会的な議論が必要だとも思います。ただ、脳科学的に言えることがいくつかあります。少なくとも、スマートフォンやタブレット端末は、脳の発達を止め、脳の老化を促す一方で、読書は脳の全身運動になるということです。

# 第5章

# スマホと子どもの脳の深刻な関係

## スマホをあまり使わない子どもの成績は良い

前章に引き続き、この章でもスマートフォンと脳の関係、特に子どもの脳との関係について言及したいと思います。読書という本書のテーマから外れてしまうように見えますが、そうではありません。本とスマートフォンは表と裏のような関係があるのです。本とスマートフォンは、情報をもたらすという面ではメディアとして同じ機能を有しますが、それを使う人の脳の活動の仕方が全く異なります。読書は脳の全身運動になりますが、スマートフォンは脳を抑制するような効果があって、まるで対極の存在です。

結論を先に言えば、読書のメリットを知り、スマートフォンのデメリットを知ることが、今の社会、特に子どもの教育ではとても重要になっていると、私は考えています。もう一歩踏み込んで言うと、スマートフォンの使用時間を減らし、読書の時間を確保することが、私たちの脳、とりわけ子どもの脳を守ると考えています。

スマートフォンやタブレット端末（以下、「スマホ・タブレット」と表記）を使うと脳の活動を抑制してしまうのではないか。このような危機感を覚えたのは、第1章で紹介した仙台市の全公立小学校・中学校に通う７万人以上の子どもたちの調査データを解析していたときです。

この調査では学力だけでなく、生活習慣についてもアンケートで調べています。娯楽に費やす時間の長さに関しても質問していて、以前はテレビを見る時間やゲームをする時間を尋ねていました。かつては、子どもたちの主な娯楽がテレビやゲームだと考えていたからです。しかし、子どもたちの習慣が変わって、ゲームをゲーム機でするのではなく、スマホ・タブレットで無料ゲームを楽しむようになりました。同様に、テレビ番組やそれに代わる動画コンテンツも、テレビではなくスマホ・タブレットで視聴するようになりました。

この変化を受けて、私たちは２０１８年度からスマホ・タブレットの利用に焦点を当てた調査研究を始めることにしました。実際にデータを解析してみると、驚くべきことがわかりました。

解析した対象は、小学5年生から中学3年生の約3万６０００名です。小学4年生以下を対象にしなかったのは、当時、小さい子どもたちはスマートフォンなどを長く使うことはないだろうと考えていたからです。現実にはある程度いたのかもしれませんが、私たち

**図5-1　スマートフォン使用時間、家庭学習時間と学力の関係**

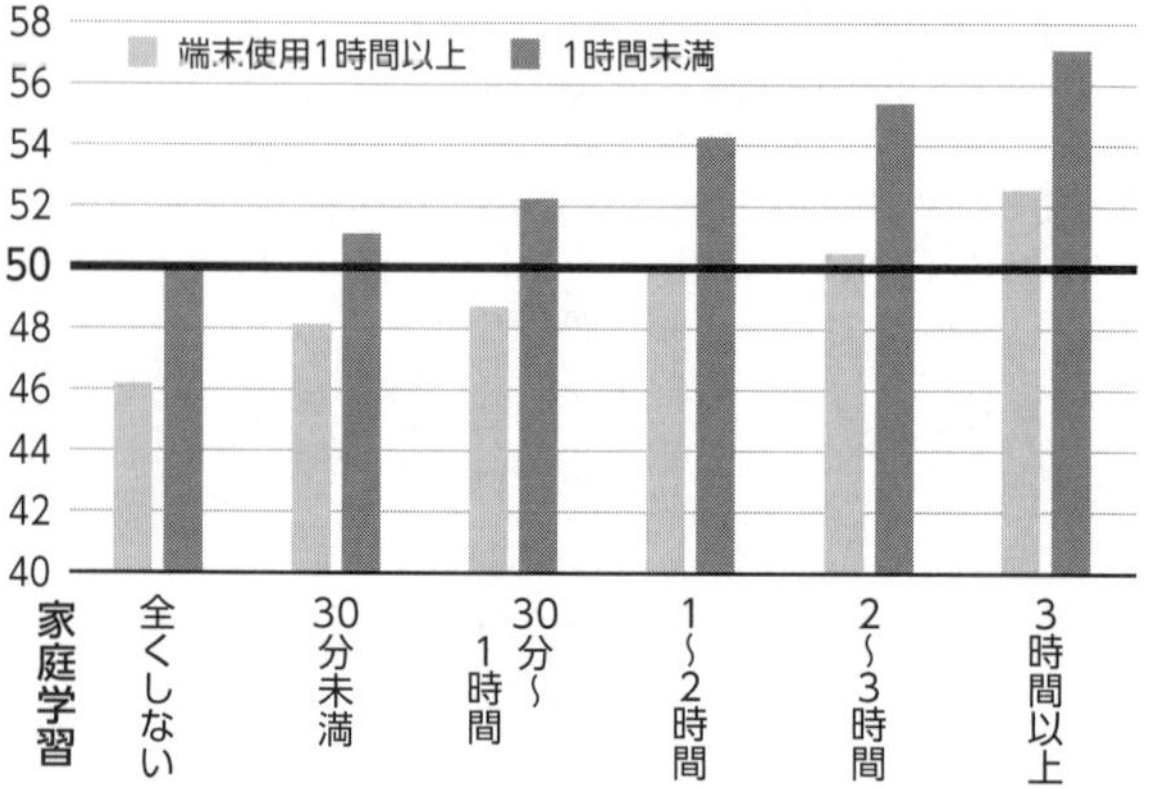


平成30年度仙台市生活・学習状況調査解析結果
小5〜中3　36,603名

は高学年になってから長時間使うだろうと考え、小学校の高学年から中学生を対象としました。

解析した結果は図5―1です。このグラフの見方なのですが、まず家庭学習を「全くしない」「30分未満」「30分〜1時間」「1〜2時間」「2〜3時間」「3時間以上」の6群に分けて、次に、それぞれの群においてスマホ・タブレットの1日の使用時間を「1時間以上」と「1時間未満」で分けています。棒グラフの高さは偏差値の数値を示しています。対象の教科は、国語・算数・理科・社会の4教科です。

このグラフを見て最初に気づくのは、全体的に右肩上がりだということです。やはり、家庭での勉強時間が長いほど成績が良いことがわかります。次に、スマホ・タブレットの使用が1時間以上の子どもたちと、1時間未満の子どもたちとの学力には、大きな差があるということにも気がつきます。

驚くのは、端末の使用が1時間未満（機器を所有していない場合も含む）の子どもたちは、全く勉強しない群でも偏差値50、つまり平均点に届いていることです。その一方で、スマホ・タブレットを1時間以上使う子どもたちが平均点に到達するのは、家庭学習を「1～2時間」している群から上です。「2～3時間」の群を見ても、スマートフォンの使用時間が短い子どもたちはかなり良い点が取れているのに、1時間以上使っている子どもたちはほぼ平均点しか取れていません。家庭で毎日2時間も3時間も勉強するのはとても大変だと思いますし、かなりまじめな子どもたちだと思われますが、学習効果がうまく出ていないのです。

## スマートフォン自体が学力を大きく低下させている

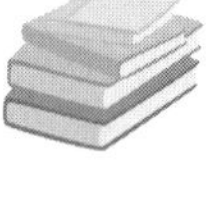

どうして、スマホ・タブレットを1時間以上使うと、学習効果が得にくくなってしまう

のか。私たちが考えた仮説の一つはこうです。スマホ・タブレットの長時間使用は、間接的に子どもの睡眠時間を短くして、結果的に睡眠不足によって学力の伸び悩みが生じるのではないか。つまり、スマホ・タブレットの間接的な影響を疑ったのです。

文部科学省のデータなどから、睡眠時間の短い子どもは学力が低いという傾向があるとわかっています。そのことを踏まえて、改めて睡眠時間を加味した解析をしました（図5―2）。

この図を説明しますと、左側のグラフはスマホ・タブレットの端末使用時間が「1時間以上」の群で、右側が「1時間未満」の群です。横軸は、家庭での学習時間を六つに分けた群が並びます。そして、奥行きは睡眠時間の長さで分けた群です。1時間刻みで分けていて、一番手前が「5時間未満」、その次から「5〜6時間」「6〜7時間」「7〜8時間」「8〜9時間」「9時間以上」となっています。家庭学習時間の6群と睡眠時間の6群の掛け合わせになるので、合計36群に分かれます。棒グラフの高さは、先のグラフと同じく、学力テストの偏差値の数値を示しています。高いほど成績が良いことになります。

では、まず左側のスマートフォンなどの使用時間が毎日「1時間以上」の子どもたちから見ていきましょう。全体の傾向として右肩上がりではありますが、その度合いがあまり

**図5-2　スマートフォン使用時間、家庭学習時間、睡眠時間と学力の関係**

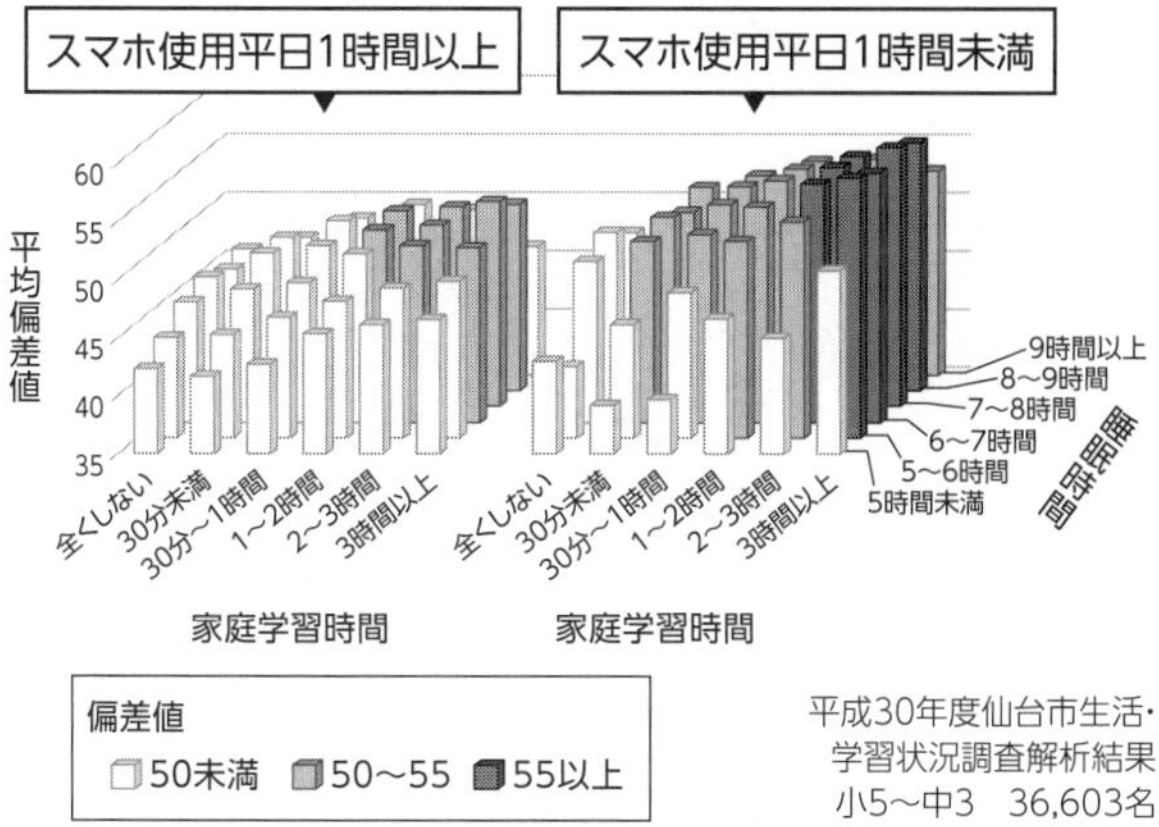


大きくありません。また、奥行き方向を見ると、手前になるほど低くなっています。

偏差値50、つまり平均点を超えている群はどこにいるでしょうか。1時間以上の家庭学習をしていて、睡眠時間が6〜9時間の子どもたちだということがわかります。つまり、この36群の棒グラフは、勉強時間が長いほど成績は良く、睡眠時間が短いほど成績は低いということを示しています。

ただ、一番奥の列を見ると、学力が少し下がっていることがわかります。睡眠時間が極端に長い子どもたちは学力が低くなっています。この傾向は以前から文科省のデータなどで指摘されているところです。一つの推測は、子どもの睡眠の質が悪い環境があって、長時間睡眠をとらないと身体がもたないというものです。

では、スマートフォンなどの端末の使用が「1時間未満」の子どもたちを見ていきましょう（グラフ右側）。大づかみで言うと、全く勉強をしない子どもたちと、睡眠時間が5時間未満の子どもたちを除いて、ほとんどの子どもたちが平均点を超えています。この解析結果には、正直、驚かずにはいられませんでした。

私たちは、この結果の因果関係を知るために、「パス解析」という手法を用いました。私たちが想定した経路（パス）は三つです。

①スマホ・タブレットを使うことによって学習時間が減って学力が低くなる
②スマホ・タブレットを使うことによって睡眠時間が減って学力が低くなる
③スマホ・タブレットを使ったことによって直接的に学力が低くなる

この三つの経路について調べたところ、統計的に一番影響が強く出た経路は③のスマホ・タブレットなどの使用そのものによる直接的な経路でした。この解析結果を見て、私たちはさらに驚きました。睡眠時間や学習時間とスマホ・タブレットの間には直接的な関係がなく、スマホ・タブレットを使うこと自体が学力を大きく低下させていたという関係が見えてきたのです。

## これは相関関係ではなく因果関係

このようなデータ（一種の疫学データ）を解析するときの注意点は、相関関係と因果関係を混同しないことです。この場合では、およそ3万6000人の子どもたちに対して、ある時点のデータを預かって解析しているので、睡眠時間や学習時間、スマホ・タブレットの使用時間などの関係は明らかにできますが、因果関係については何も明らかにすることはできません。

例えば、先に示した解析の場合では、スマホ・タブレットを使うことと子どもの学力には相関関係があることがわかります。しかし、これだけでは、「スマホ・タブレットを使ったから学力が下がった」とは言えず、もしかしたら、もともと学力が低い子どもたちは、生活習慣という環境、あるいはもって生まれた性質によってスマホ・タブレットが大好きなのかもしれません。わかりやすく言うと、卵が先かニワトリが先かという話であり、この種のデータではどちらが先かを決めることができません。

そこで、私たちは仙台市から公立小中学校に通う7万人以上の児童生徒の全員に背番号をつけたデータをいただき、別の観点からの解析をしました。この解析では「連結可能匿名化」という手法を用いました。個人を特定することはできないけれど個人の経年変化は特定できるというやり方です。そして、生活習慣の変化と学力の変化についての因果関係が見えてくるように解析しました。

結論から言うと、スマホ・タブレットを長時間使う習慣をもち続けた子どもたちは、学力が低い状態を維持していました。そして、スマホ・タブレットを「1時間未満」で抑えることができていた多くの子どもたちは、学力が高い状態を維持していました。さらに、途中でスマホ・タブレットをあまり使っていなかった状態からヘビーに使い始めた子どもたちは、その翌年から極端に学力が下がっていたことも確認できました。

逆に、スマホ・タブレットをヘビーに使っていたけれど、生活習慣を少し改めて利用時間が短くなった子どもたちは、翌年から学力が上がり出すという傾向が観察できました。ちょうどこの間に、仙台市は子どもたちにリーフレットを配布し、スマホ・タブレットと学力の関係を示しながら、その使用を控えたほうが良いと警告していました。そのメッセージを受け取って生活習慣を改める子どもたちが少なからずいたのです。

このような調査方法であれば、因果関係を明らかにできます。端的に言えば、スマホ・タブレットの使用が卵なのです。

## スイッチングで集中できない

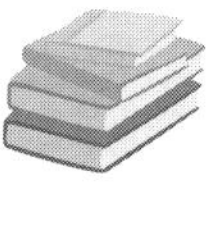

スマホ・タブレットを長時間使うと、直接的に学力が下がる。この因果関係が調査結果のデータから見えてきたところで、私たちは次なる疑問をもちました。スマホ・タブレットを3時間も4時間も使う子どもは、それでいったい何をしているのか。具体的には、いつ、どういう場面でスマホ・タブレットを操作して、どんなアプリを使って何をしているのかという疑問です。

そもそも3時間も4時間もスマホ・タブレットを使えば、家で学習する時間はなくなるはずです。それなのに、調査データを見ると、スマートフォンを長時間使っているのに3時間以上も勉強している子どもがいます。いったいこれはどういうことなのか。

そこで、私たちは次のアンケート調査から、新たに「家で勉強中にスマホ・タブレット

**図5-3　家庭学習中のスマートフォン利用**

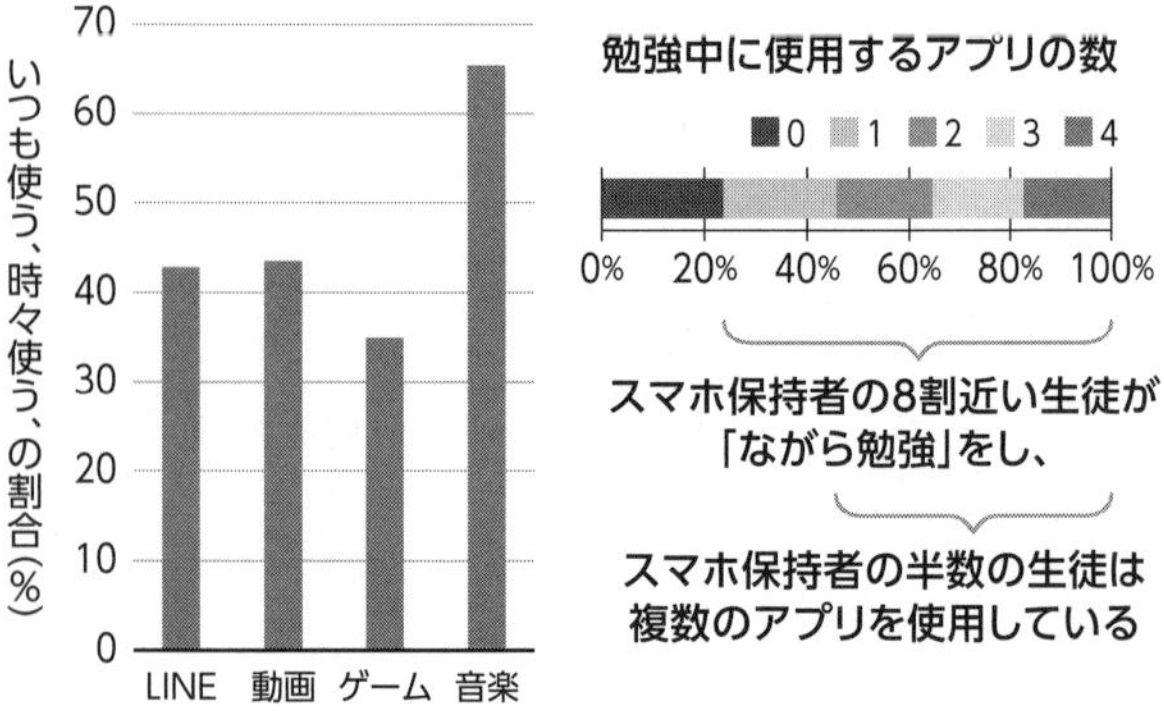


平成27年度仙台市生活・学習状況調査解析結果
中1〜中3　25,016名(うち未所持 8,096名を除く)

を使っていますか？」というような項目を入れました。仙台市の公立中学校に通う全生徒約2万5000人を対象にした解析結果が図5―3です。スマートフォン保持者の8割近くが勉強中にスマートフォンを使っていました。

　では、どんな使い方をしているのか。データを見ていくと、約3分の2の生徒が勉強中にスマートフォンで音楽を聞いていました。ただ、これは昔から見られる「ながら勉強」の典型で、皆さんも経験があるのではないでしょうか。

　この調査で、時代の変化あるいは世代の差を感じさせられたのは、勉強中にＬＩＮＥでメッセージのやり取りをしていたり、動画を見ていたりする子どもが半数弱もいたことです。さらに、勉強中にゲームをしているという子どもも約3分の1いました。これが今の子どもたちの現実の姿なのだとわかり、愕然《がくぜん》としました。ゲームをしていたら勉強ができないだろう、と大人は思うのですが、子どもたちは勉強を少しやってはゲームを少しする、というサイクルを繰り返しているようなのです。

私がもっとも注目したのは、スマートフォン保持者の8割近い生徒が勉強中にそれを近くに置いていて、その約半数の生徒が複数のアプリを使っていたことでした。この子どもたちは、勉強中に音楽を聞いたり、ＬＩＮＥをしたり、ゲームをしたりしているのです。特に、複数のアプリを切り替えながら使うというところに、私たちは強い危機感を覚えました。第1章で説明した「スイッチング」です。一つのことに集中できず、割り込んできた情報などにすぐに反応し、また別に割り込んできたものがあればそちらに注意を向け、しばらくしてから再び本来やっていたことに取り組む。このスイッチングの傾向が、学習中にスマートフォンを長時間使用して複数のアプリを使う子どもたちからうかがえるのです。

先に少し触れましたが、この学習中のスイッチングについては、かつて心理学者たちが何度も警告を発しています。例えば、2000年代のころです。大学生たちが宿題をパソコンでするようになったときで、ちょうどフェイスブックなどのSNSも若い世代を中心に広がり始めていました。

学生がパソコンで宿題や学習をしていると、フェイスブックなどのメッセージが届きます。その通知が示されると、どうしてもそちらに注意が向いてしまい、目の前の宿題や学習に集中しにくくなる。そんな気が散る状況がSNSの普及で生じやすくなったのです。

心理学者たちは、このような「スイッチング」をしている人は読解力が極端に落ちやすく、しかも精神的にうつ状態になりやすいという観察結果を提示しました。心理学者たちは、注意や意識を頻繁に切り替えることそのものが、何か悪い影響を与えるのではないかと考察していました。

仙台市の調査データの解析からも、そのスイッチングの悪影響がうかがえます。私たちは、学習中のスイッチングと学力には関係がありそうだと思い、家庭学習の時間と学習中の使用アプリの数の関係について解析できないかと考え、やってみることにしました。このような深い解析ができるのは、仙台市と子どもたち、保護者たちの協力によって確かな定量データが十分にあるからです。

**図5-4　家庭学習中のスマートフォン利用とアプリの種類**

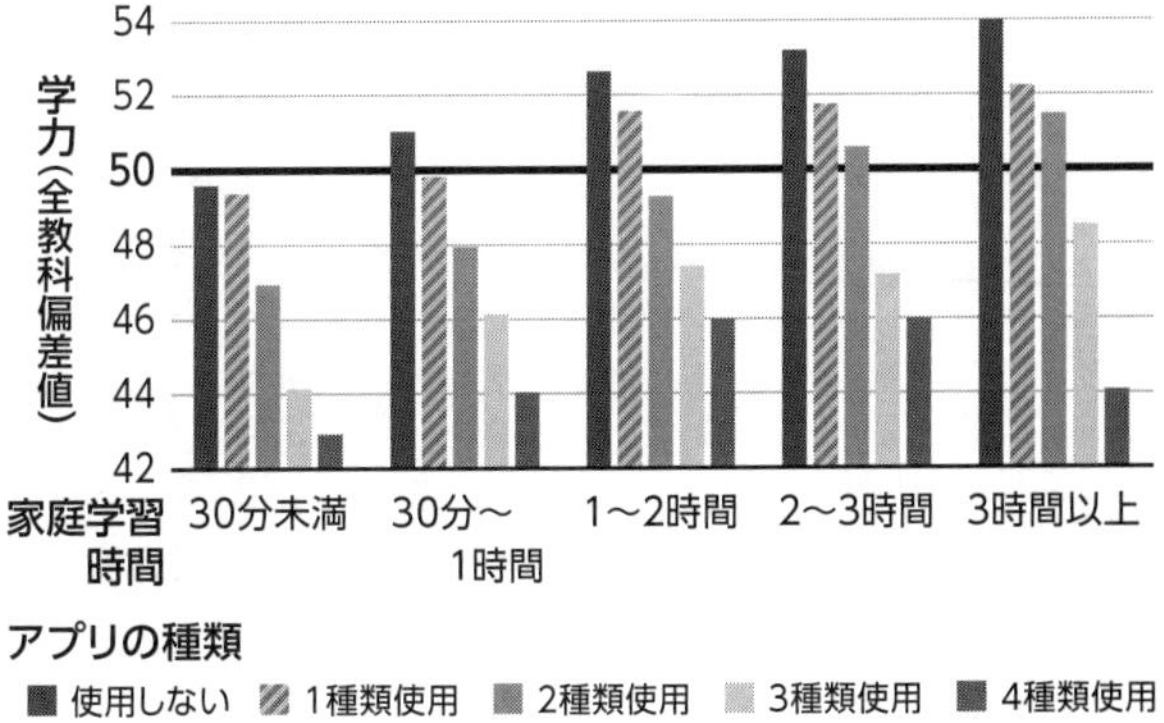


平成30年度仙台市生活・学習状況調査解析結果
小5〜中3　36,603名

その結果が図５―４です。まず、家庭学習の時間で「30分未満」「30分〜１時間」「１〜２時間」「２〜３時間」「３時間以上」の五つの群に分けました。次に、それぞれの群において、学習中のアプリの使用数「使用しない」「１種類使用」「２種類使用」「３種類使用」「４種類使用」の５群に分けました。グラフの棒の高さは偏差値を示しています。

このグラフを見てまず気づくのは、全体的に右肩上がりであるということです。やはり、学習時間が長いほど学力は高い。しかし、それぞれの群を見ると右肩下がりになっています。使うアプリの数が増えれば増えるほど学力が低くなるということがわかります。

驚くのは、3時間以上も勉強している子どもたちの中に、平均点を超えられない子どもたちがいることです。アプリの使用数が一つか二つであれば平均点を超えるのですが、3種類以上使うと平均点を超えられない。しかも、学習時間が30分未満で、スマホ・タブレットを使用しない、あるいは使ってもアプリを一つにとどめている子どもの偏差値よりも低いのです。これは何を意味しているのか。3時間以上の勉強が無駄になっているどころか、むしろスマホ・タブレットの使用によって学力が押し下げられてしまっていることを示しています。

## 学習用アプリでも悪影響が見られる

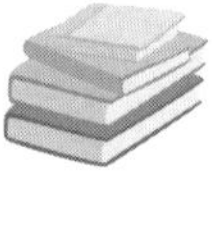

学習中にスマホ・タブレットで多くのアプリを使っていると、学力がより押し下げられる。このような事実が調査データの解析から見えてきました。
ここで気になるのが、最近の教育現場で見られる変化です。近年、国の「GIGAスクール構想」によって、学校が子どもたちにタブレット端末などのデジタル機器を渡してい

ることから、インターネットを介したサービスなどでスマホ・タブレットで用いる学習アプリが多く出回っています。また、家庭学習でも、スマホ・タブレットが使われる機会が増えています。今、多くの子どもがデジタル機器を使って勉強するように変化しているのです。

では、学習目的でスマホ・タブレットを使ったときに、学力にはどのような影響が生じるのでしょうか。これについても私たちは調べてみました。

仙台市の公立小中学校に通う小学3年生から中学3年生の子どもたち約1万3000人を対象に、家庭学習中に学習目的でのスマホ・タブレットの端末の利用時間がどれくらいあるかを調べ、学力との関係を見てみました（次ページ、図5―5）。グラフの右側の軸は学習時間です。「全くしない」から「3時間以上」まで6群に分けています。左軸は、家庭学習中に学習目的でのスマホ・タブレット端末の利用時間です。「全く使わない」から「3時間以上」まで5群に分けました。グラフの棒の高さは偏差値を示しています。例えば、家庭で学習を全くしない子どもは、当然のこととして学習目的でスマホ・タブレットを使うことはないのですが、その群平均の偏差値は46ぐらいです。

グラフを全体的に見ると、やはり家庭学習の時間が長くなるほど成績が良いことがわか

**図5-5　家庭学習中のスマートフォン利用と学習目的でのスマホ・タブレットの使用時間**

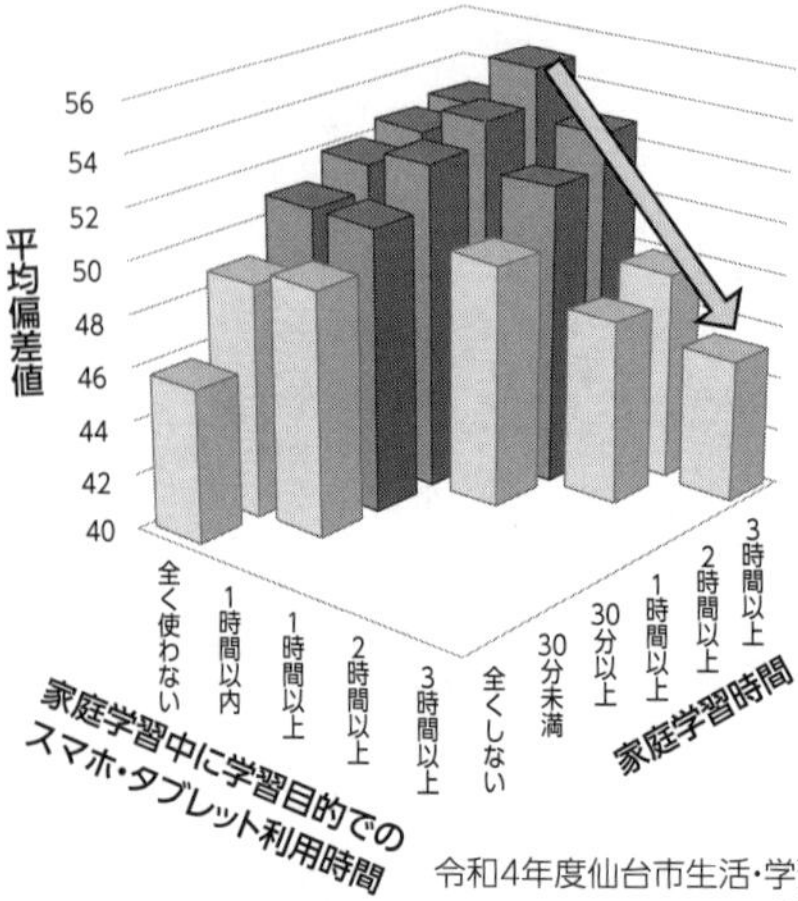


令和4年度仙台市生活・学習状況調査解析結果
小3〜中3　13,001名

ります。しかし、学習中の学習目的のスマホ・タブレットの利用時間が長いと、成績が下がりやすいという傾向も見えます。

注目に値するのは、3時間以上も学習している子どもたちです。この群では、学習目的でのスマホ・タブレットの利用時間が2時間を超えると、平均点に届かなくなります。動画やゲーム、LINEをしたというわけでなく、まじめに学習目的のアプリを使ったにもかかわらず、平均点を取ることができないのです。あまりに衝撃的な事実ではないでしょうか。学習用のアプリであっても、実はスマホ・タブレットを使いすぎると学力を押し下げる力があるということが、この解析で明らかになったと言えるでしょう。

もう一つ注目に値するのは、学習アプリを全く使わない子どもたちよりも、「1時間以内」という短時間で使っている子どもたちのほうが良い成績をとっていることです。これはなぜか。

別のデータ解析を含めて、スマホ・タブレットを全く使わない、あるいはもっていない子どもたちと、使用時間が1時間未満の子どもたちをさまざまに比較すると、興味深いことに、全く使わない子どもよりも少しだけ使う子どものほうが総じて学力が高いという結果が出ます。

どうしてこのような違いが生じるのか。この解釈は難しいところがあるのですが、おそらく二つの理由があると私たちは考えています。

一つは家庭の経済環境などの影響です。残念な事実であるのですが、家庭の収入と子どもの能力（学力を含む）の間には相関関係があることがわかっています。スマホ・タブレットをもちたいのにもつことができない経済環境の子どもたちは、経済環境の要因で学力が低く出てしまっている可能性があります。

もう一つは、楽しいスマホ・タブレットを1時間未満しか使わない子どもたちは、自分を制御する力をもっているはずで、そのような子どもたちは勉強を効率的にできる賢さももっているのではないかという解釈です。ただ、これはあくまで私たちの解釈であり、科学的にはよくわかってはいません。

## 脳の発達が止まっていた子どもたち

スマホ・タブレットを長時間使うと、いくら家で勉強しても学力が押し下げられてしまう。どうしてこのようなことが生じるのか。私たちは２０１８年、この不思議な現象を一気に説明できるデータを発表しました。子どものインターネットの利用時間と脳発達の関係性を示した実験のデータです（図5―6）。

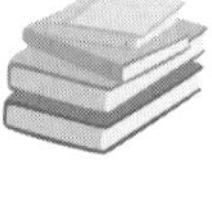

被験者は、仙台市に住んでいる5～18歳の子どもたちです。人数は２２４人。東北大学に来ていただいて脳をＭＲＩで計測させてもらい、さらに3年後に改めて脳をＭＲＩで計測させていただきました。間隔の期間を設ければ、脳の発達や変化を見ることが可能になります。また、同時に被験者の生活習慣についても調査。さらに、心理学者が専門的にさ

**図5-6　インターネット利用時間と**
**3年間の脳発達の関係（灰白質）**

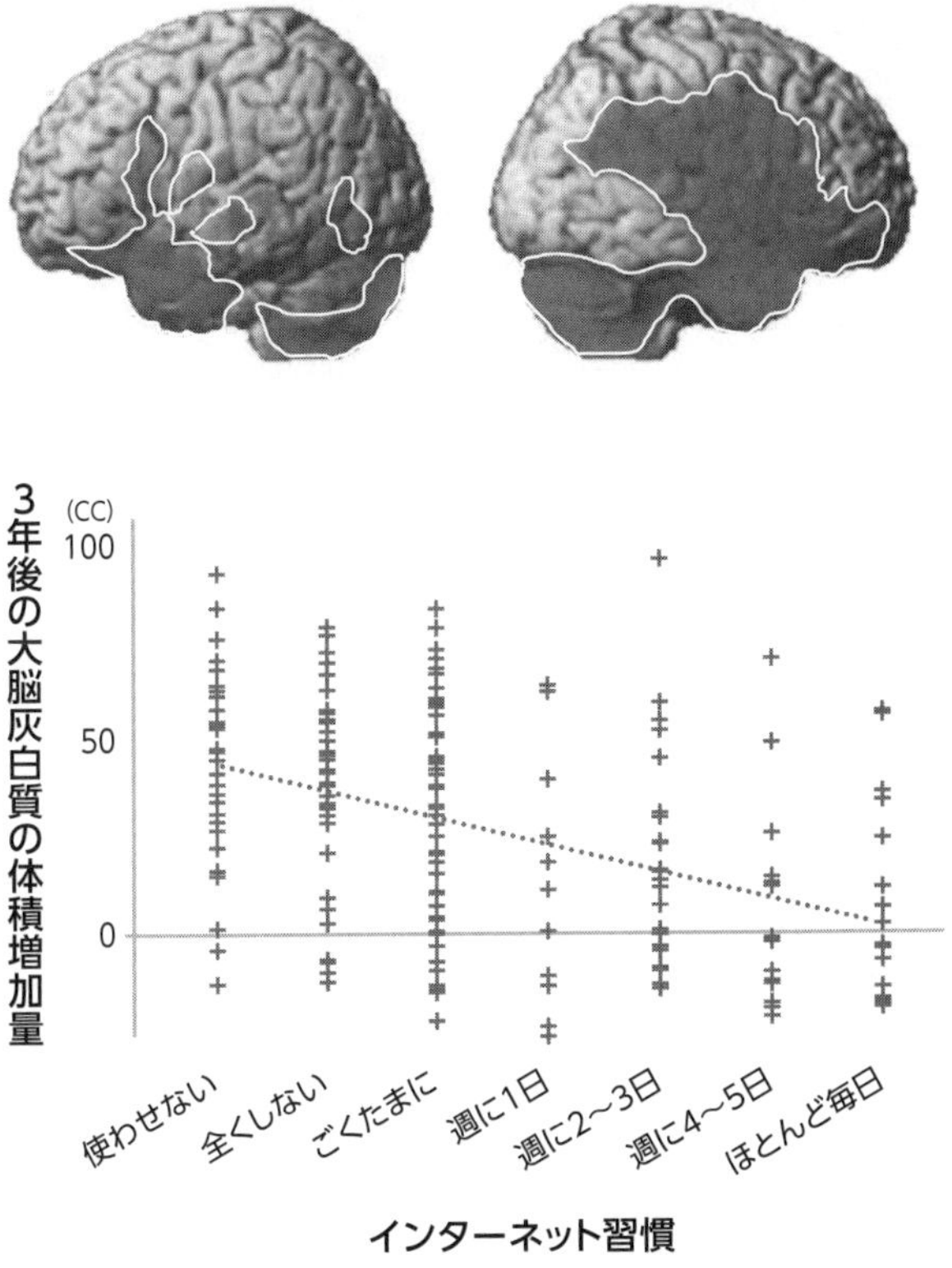

**図5-7　インターネット利用時間と3年間の脳発達の関係（白質）**

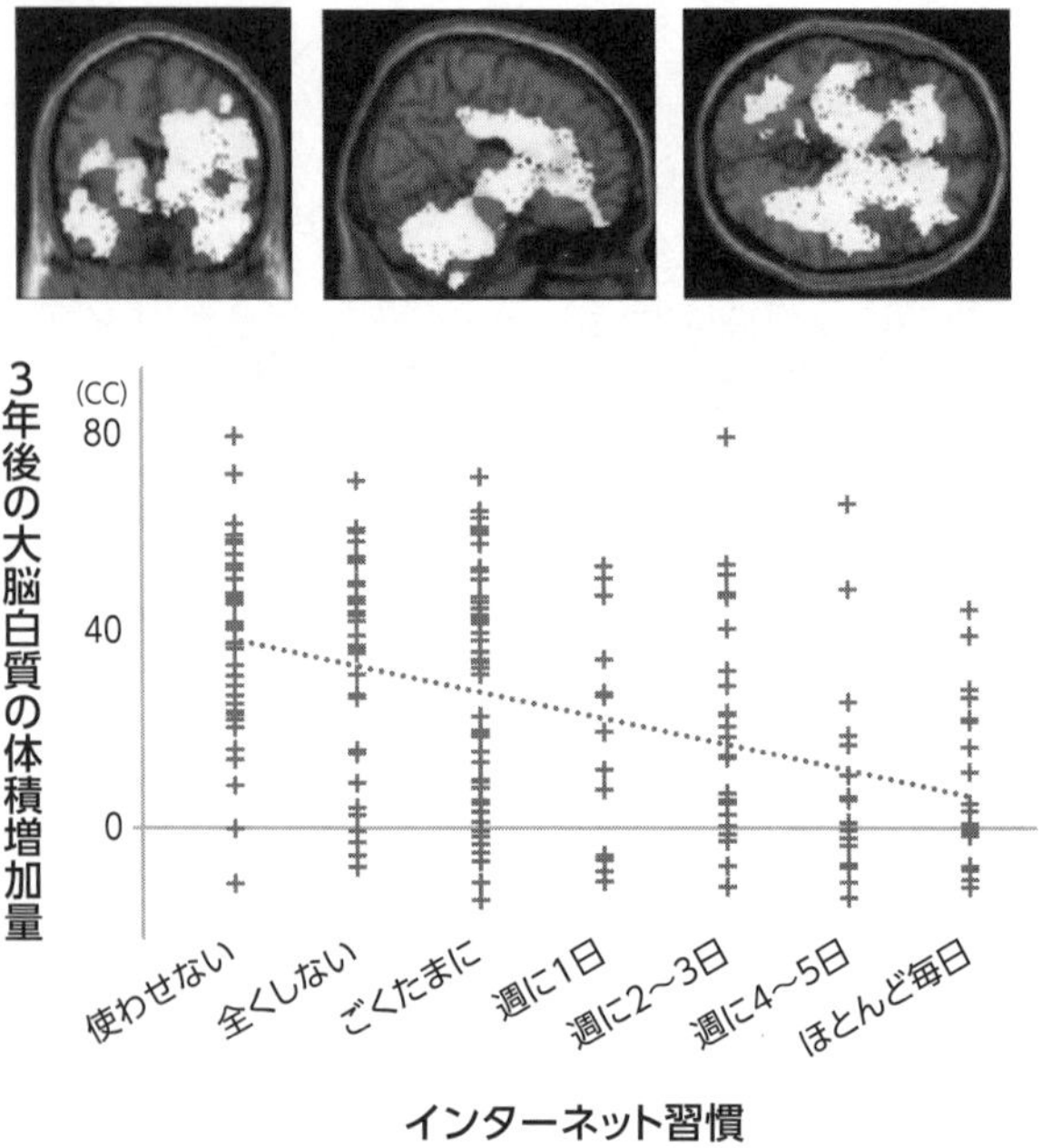


まざまな認知機能を調べるという調査も実施しました。

この一連の実験や調査のデータ解析の中でわかったのは、スマホ・タブレットを使ってインターネットに毎日接続している子どもたちの多くは、脳の一部で発達が止まっていたということです。図5―6（141ページ）で囲まれた領域がそうです。この着色された領域の発達が平均でゼロ、つまり止まってしまっていたのです。

一方、スマートフォンなどを全く使わない子どもたちの脳を調べると、神経細胞層の灰白質が平均50ccほど増えていました。しかし、この体積の変化が、スマホ・タブレットでインターネットを毎日している子どもたちには見られませんでした。この現象は、スマホ・タブレットでインターネット利用を習慣化したことによって大脳のどこかの領域で発達が止まったということを意味しています。また、神経細胞のネットワークを築いている脳の白質の部分にも同じような現象が見られました（図5―7）。

この結果が出たことで、スマホ・タブレットの利用時間と学力の関係についての解釈がとても容易になったと私たちは考えています。つまり、スマホ・タブレットを毎日のように長時間使っている子どもたちは、脳の発達が抑制され、学習しても学力を高めることができない。先の実験と調査の結果も踏まえれば、このような解釈が成り立つでしょう。

極端なことを言えば、小学5年生の子どもが3年にわたって毎日スマホ・タブレットを使ってインターネットを積極的に利用したら、中学2年生になったとき、体は大きくなっているけれど、脳の大部分が小学5年生のままになっているかもしれません。このような子どもたちが学校で授業を受けて試験に臨んでも、努力の有無にかかわらず、成績が低くなってしまうのは当然です。言い換えると、スマホ・タブレットをもたない、あるいは1時間程度の使用にとどめて、体も脳も成長した中学2年生のほうが、家庭学習の時間が短くても、小学5年生の脳をもった生徒より成績が良いのは当たり前の話だと言えるでしょう。

# 第6章

# 脱スマホ・タブレットで子どもの脳を守れ

## 一番の悲劇はリスクを知らないこと

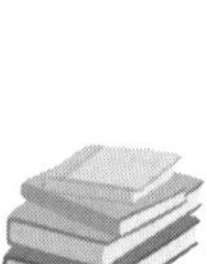

インターネットに接続したスマホ・タブレットを積極的に使うと、脳に悪い影響があり、学習の効果を打ち消すだけでなく、学力を押し下げてしまう。このことを知らず、今の子どもたちの中には、がんばって勉強をしているのに、その努力が水の泡になってしまっている子が少なからずいるのです。社会は、この現状を放っておいて良いのでしょうか。

今、社会はあらゆる機会を捉えて、スマホ・タブレットなどのデジタル機器の使用を強く求めます。民間企業のサービスだけでなく、先述の通り教育現場においても「ＧＩＧＡスクール構想」の名の下で、インターネットに接続されたタブレット端末などのデジタル機器を子どもたちに渡して使わせています。このような環境の中で、子どもたちの脳を守る何らかの方策が必要だと思います。

私たちは、仙台市教育委員会とともに、子ども自身がスマホ・タブレットなどの使い方を考えるという授業プランを中学校向けに提案しています。独自に作った教材には、本書でこれまで示してきたグラフを載せ、授業ではグラフの読み方を学ぶことから始めて、そこから何が読み取ることができるかを子どもたち自身に考えてもらいます。

さらに、機器を所有している生徒も所有していない生徒も、スマホ・タブレットを使うメリットを出し合ってもらいます。そして、授業の最後には、グラフから読み取ったこととスマホ・タブレットを使うメリットを天秤にかけ、その上でスマホ・タブレットとどう付き合っていくかを子どもたち自身に決めてもらうのです。

実際に取り組んでくれた中学校で授業を見たり報告書を読んだりすると、「中学生活にスマホは不要かもしれない」という結論を出す生徒が多くいます。ただ、その一方で、「使えないと困る」という結論を出す生徒もかなりいます。私は中学生などを対象にした講演をするときもあるのですが、生徒たち同士で同じテーマのディスカッションをしてもらうと、たいていこうした結論になります。

この提案した授業プログラムのポイントの一つは、スマホ・タブレットの存在を否定しないことにあります。どんな技術や道具にも使うメリットとリスクがあるもので、その両方を知った上で自分なりの扱い方を決めることが、今の社会を生きていく上ではとても重要です。

最大の悲劇は、リスクがあるにも関わらず、それを知らずに使ってしまったり受け入れたりしてしまうことです。極端な例を出すならば、麻薬であっても、それを使うメリットとリスクがあります。しかし、「使うと心地よくなる」「ストレスが解消できる」「疲れがなくなる」というメリットしか知らずに使い続ければ、依存するようになったり、副作用で苦しめられるようになったりして、日常生活を送ることができなくなります。法律で覚醒剤などの麻薬の使用が規制されているのは、社会がそのメリットとリスクを天秤にかけて、リスクのほうが大きいと判断したからです。

スマホ・タブレットがこれと同様のものだと言うつもりは全くありませんが、その使用のメリットだけを強調する社会の空気感には危うさを感じずにはいられません。「使うと便利」「楽しいことがたくさん」「多くの人とつながる」と伝えるばかりで、脳の発達が抑制されたり老化が早まったり、精神的な問題が生じたりするリスクを伝えないのは、子どもたちの将来を奪ったり、未来の社会を作る人たちの力を落としてしまうことにならないのでしょうか。

スマホ・タブレットを使うか使わないかは、個人が最終的に決めるとしても、その前提として、少なくともそのメリットとリスクをすべての人が知ることができる社会になるべきであるように思います。もし、広い議論の中から「スマホ・タブレットなどは子どもたちの将来を危うくするものだ」という結論が出て、社会的に合意できるのであれば、法律で規制しても良いのかもしれません。

## 子どもが自らルールを作る教育を

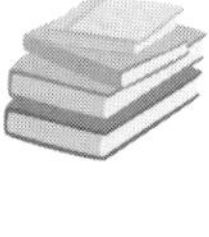

私たちの研究所では、子どものスマホ・タブレットの利用について、教育現場に対して直接的な働きかけもしています。例えば、東北大学の榊《さかき》浩平助教が始めたプロジェクトでは、小学生の子どもたちにもスマホ・タブレットの使い方を自ら考えてもらう授業を提案しています。この授業では、先の中学生の場合とは異なり、リスクを学ぶことから入ることはしません。小学生には3軸のグラフの読み取りが難しいからです。

その特徴は、子どもたちの肌感覚でスマホ・タブレット、そしてゲームの使用ルールを決めてもらう点です。子どもたちの間でもスマホ・タブレットは広く使われていて、本人たちも「使いすぎは良くない」と感じているところがあって、その感覚を大事にして、子どもたち自身にルールを作ってもらうという内容になっています。

このプロジェクトは、すでに仙台市内の公立小学校で実施されています。すべての学年で取り組んでもらっていて、例えば1日あたりどのぐらい使っていいのかという使用時間や、寝る前の使い方はどうするのかということについて、子どもたち自身で考えてもらい、それをクラスの意見としてまとめてもらいます。

よく出る声は、1日の使用時間を「1時間以内にしよう」「2時間以内にしよう」という意見や、「寝る前の1時間前までにやめる」「夜8時以降は使わない」という案、使い方として「宿題やお手伝いが終わってから使う」「勉強中は見えるところに置かない」「食事中にしない」といった意見のほか、「スマホやゲームに代わる他のことをする」などです。

私が個人的に愕然としたのは「食事中にしない」という意見が多かったことです。家庭で食事中にスマホ・タブレットを使っている子どもたちが意外と多くいるのかもしれません。もしかしたら、食卓で親も子もそれぞれがスマホ・タブレットを見ているといった光景も増えているのでしょうか。食事という家族のコミュニケーションの時間ですらスマホ・タブレットなどによって奪われてしまったら、家族の人間関係や絆はどのように築かれるのか、心配になります。

話を元に戻します。このプログラムでは、クラスごとに子どもたちが自らルールを決めたら、次はクラスの代表者が別の日に集まって、学校全体のルールを決めていきます。６年生の委員が司会進行役を務め、代表者たちで話し合って、どこまでなら学校全体のコンセンサスを取ることができて学校全体のルールとして定められるかを考えていくのです。

この学校では「１日２時間以内」「寝る１時間前までにやめる」「宿題などやるべきことが終わってから使う」ということが学校全体のルールになりました。

さらに、この学校のルールを代表者がクラスにもち帰り、クラス内の体育委員会や環境委員会などの委員会が広報活動を展開するのです。ルールを守りましょうという姿勢ではなく、「どうやってルールを守るか」「どうしたらルールが守りやすくなるか」といった観点を大事にして、委員会の委員がそれぞれ自分たちの頭で考えて、工夫をして、ルールを意味あるものに仕上げていくのです。

例えば、体育委員会はスマホ・タブレットを使わずに時間を楽しく過ごす方法を提案したり、図書委員会からは本を月に２冊読むことをすすめたりします。そんな取り組みをすると、自分たちで決めたという意識も芽生え、ルールが守られるようになるわけです。実際、調査データから、学校側が一方的に決めたルールよりも守られやすくなることがわかっています。また、こうした取り組みをした結果、若干ですが、スマホ・タブレット、ゲームの依存傾向が減ったという効果も見られています。

## 多くの研究結果がスマホの悪影響を指摘



家庭においても、子どもがスマホ・タブレットを使うリスクを親子で知ってほしいと思います。そして、子どもたちにもスマホ・タブレットを使うことのリスクは何かを考えさせた上で、自ら使うかどうかを決断させてほしいし、使うと決めたら自分でルールを決めさせて守らせてほしいと思います。そうしないと、勉強しても学力を伸ばせない子どもが増え、そのまま成長してしまい、やがて社会を支える大人たちの力が弱まっていくという悲劇が本当に起こるでしょう。

スマホ・タブレットが子どもの学力を押し下げていることを示す学術論文は、世界中に数多くあります。私たちの研究や調査だけではないのです。例えば、スマートフォンの利用時間が長いほど学校の成績が低くなると示した論文は、それこそ山のようにあります。スマートフォンをもっているだけで、授業中の注意力や授業内容の理解度が極端に低下することを示した論文もたくさん出ています。

また、私たちの研究や調査をきっかけに、長時間のスマートフォンの使用が、子どもの脳発達を大きく阻害したり言語の発達を遅延させたりすることを明らかにした研究も増えています。さらに、スマートフォンをもっているだけで睡眠が分断されやすくなり、睡眠の質の低下を招くということを示した論文も世界中にあります。それらの論文の多くは、スマートフォンを使っているのではなく、もっているだけで睡眠に悪影響を及ぼすことを指摘しています。その中には、その睡眠の質が低下したことによる感情や認知機能、心肺機能全般などへの悪影響を明らかにした論文も存在します。

つまり、子どもにスマホ・タブレットをもたせることは、子どもたちの学力だけでなく、感情・認知機能・身体機能にも負の影響を直接的に与えているのです。このことは学術的に証明されていると言っていいでしょう。

今の競争社会では、努力をしない人には多くのものが与えられません。良くも悪くも、これが現代社会の仕組みです。だから、努力をしない人が多くのものを与えられなくても、必ずしも悲劇とは言えません。努力したくても、環境などによって努力できない人がいれば、その人が努力できるように支援する必要はありますが、努力できるのに自ら努力しないのであれば、得るものが少なくなっても仕方ないでしょう。

しかし、本人は懸命に努力しているにもかかわらず、その努力が自分に何ももたらさないのは、あまりに悲劇です。スマホ・タブレットはそのような悲劇を子どもたちにもたらす可能性が大きくあります。社会が早くこのことに気づかなくてはならないと思うのですが、もしかしたら本当は気づいていて、経済優先で無視しているのでしょうか。山ほどある論文でスマホ・タブレットなどのリスクが示され、学術の世界ではすでにその危うさが常識になっているのに、現代の社会はまるで「スマホ・タブレットがないと生活できない」と人々を洗脳しているようです。

私たちは本当にスマホ・タブレットがないと生活できないのでしょうか。一度立ち止まって考えるべきだと思います。少なくとも、子どもがいる家庭や学校では、このようなリスクを知っておいてほしいと私は願っています。

## テレビやゲーム以上に怖い

スマホ・タブレットの依存性はどれくらい強いのか。私たちの研究では、少なくともテレビやゲームより強いということがわかっています。テレビやゲームでも長時間の利用は子どもの脳発達に悪影響を及ぼすことが判明していますが、その悪影響の出方をデータなどで見ると、スマホ・タブレットはそれ以上なのです。小さい子どもたちでも没頭しやすく、その画面を長時間にわたって見続けることができます。

単純に考えても、スマホ・タブレットは、それ１台でゲームができて、動画を見られて、音楽も聞くことができるのです。テレビやゲームが単体でも脳に悪い影響を及ぼすのに、それが一つに集まった機器ならば、その影響力は計り知れないものがあります。

私の個人的な意見になりますが、スマホ・タブレットは酒よりも危うい存在だと思います。本音をはっきり言うと、依存性が強く、長時間の使用は脳の発達に悪影響を及ぼすことはデータで示されているわけですから、酒と同じように法的に規制しても良いのではないかという議論があっても良いように思います。

「スマホ・タブレットがないと困る」という意見もあるでしょう。仕事で使う方は必需品だと思います。しかし、日常的な生活で使う必要はどこまであるのでしょうか。冷静になって考えれば、スマホ・タブレットをもっていないと生活に支障をきたすことはあまりないはずです。外出中の連絡に必要なら、かつての「ケータイ」のように電話機能だけを有したモバイル機器を使えば良いのです。職場や学校の部活の連絡でＬＩＮＥを使うということであれば、連絡網を作ったりなどほかの手段を考えたりすれば良いのです。スマホ・タブレットでなければできないことというのは、基本的にありません。

スマホ・タブレットを使うと自分の体（脳）にどのようなことが生じるのか。この認識を、脳科学のデータも含めて社会が広くもてば、小学生や中学生の生活にスマホ・タブレットは不要だろうという結論に達するはずだと、私は個人的に思います。

しかし、スマホ・タブレットを作る側や売りたい側の人たちは、ここまで子どもへの悪影響にかかわるデータがそろってきたのに、ほとんど実質的な対応をしていません。この方たちは、考える能力のない人間を大量生産したいのでしょうか。あるいは、消費者として成立しない大人があふれる社会を作りたいのでしょうか。スマホ・タブレットにかかわるビジネスをしている方たちに、そろそろ「やりすぎてしまったかな」という感覚をもってもらいたい。子どものスマホ・タブレットの使用は、社会の未来を失わせる点では酒やタバコの比ではありません。その可能性が高いことを国の未来を預かる方たちも知るべきです。

## 家庭内でスマホのデトックスを

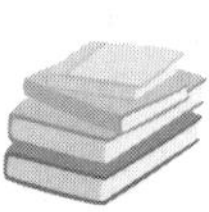

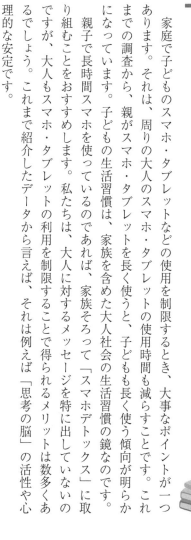

家庭で子どものスマホ・タブレットなどの使用を制限するとき、大事なポイントが一つあります。それは、周りの大人のスマホ・タブレットの使用時間も減らすことです。これまでの調査から、親がスマホ・タブレットを長く使うと、子どもも長く使う傾向が明らかになっています。子どもの生活習慣は、家族を含めた大人社会の生活習慣の鏡なのです。

親子で長時間スマホを使っているのであれば、家族そろって「スマホデトックス」に取り組むことをおすすめします。私たちは、大人に対するメッセージを特に出していないのですが、大人もスマホ・タブレットの利用を制限することで得られるメリットは数多くあるでしょう。これまで紹介したデータから言えば、それは例えば「思考の脳」の活性や心理的な安定です。

また、親子でスマホ・タブレットの使用を制限すれば、子どもと向き合う時間を増やすことができます。私たちが子どものいる家庭にお願いしていることの一つは、「子どもと向き合っているときはＬＩＮＥの通知が来ても見ないでほしい」ということです。先に少し触れましたが、特に食事中です。食事は、家族が集まって同じ時間と空間をともにするという重要な生活習慣です。人は食べないと生きていけないので、生きるためにも重要な生活習慣と言えます。人間として、生物として、とても大切な食事の時間を過ごすときは、スマホ・タブレットは使わず、家族で一つの時間と空間を大事にしてほしいと思うのです。

親子が水入らずで一緒にいるときも、スマホ・タブレットは使わないでほしいと思います。乳幼児が親に何かを求めているとき、少し大きくなって一緒に散歩をしているとき、親子二人きりのときはスマホ・タブレットをサイレントモードにしてどこか見えないところに入れておいてほしいのです。そして、決して取り出して見ない。なかなか難しいかもしれませんが、ぜひやってみてほしいと思います。話すことがないからと互いにスマホ・タブレットを取り出して、それぞれが違うことをやり出したら、たとえ時間と空間を共有していても、実際は一人でいるのと同じです。

家族が一緒にいても皆がバラバラのことをしている。もし、この状況を第三者の目で見たら、どう思うでしょうか。街中でも見かけることがあると思うのですが、レストランで家族そろって食事をしているのに、誰もが家族の顔を見ず、会話もせず、下を向いてスマホ・タブレットを操作しているという場面を想像するだけでも、家族のあり方、あるいは社会の一番基礎となる人間関係がこれで良いのかと思わないでしょうか。

スマホ・タブレットをどう扱うか。これは、単なるマナーや躾《しつけ》の問題ではなく、私たちがどんな家族像をもつのか、あるいはどんな社会を目指すのかという大きなテーマにつながっていく、とても重要な論点です。

## 学校でデジタル機器を個別学習で使うと学力が下がる

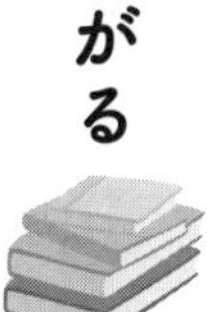

私たちの研究所に所属する松﨑泰《ゆたか》助教は、全国の小中学校の先生方にオンラインでアンケートをとり、授業でどのようにタブレット端末などの機器を使っているかを分析しています。すると、学校によって使い方がかなり異なることがわかりました。

大きく二つのパターンがありました。一つ目（パターン1）は、子どもたちがグループで学習するために機器を使用するスタイルです。子どもたちが協力しながらタブレット端末などを使って、グループ内の意見やアイデアをまとめたり、発表の資料などを作ったりします。

二つ目のパターン（パターン2）は、子どもたち一人ひとりの個別学習で用いる使い方です。よくある使われ方は習熟度別学習で、それぞれの子どもがドリル学習に取り組むときに使います。プログラミングの学習で使用したり、さまざまな教科の調べ物で使ったりする場合もあります。宿題でタブレット端末などを使った学習を課す学校もありました。

このように、教育現場でのタブレット端末などの機器の利用は、学校によってグループ学習で使われる場合と個別学習で使われる場合に大きく分けられます。では、この使い方の違いによって子どもたちの学習効果は異なってくるのか、文部科学省が全国で行っている学力調査の結果と関連させて比較してみました。

まず、パターン1のグループ学習で利用している学校については、特に学力との関係が見られませんでした。モバイル端末などの機器を使っても使わなくても学力に影響していないということです。

一方、パターン2の個別学習で利用している学校については異なる結果が出ました。モバイル端末などの使用頻度が多い学校の子どもは学力が低かったのです。その頻度が高まるほどに学力が低くなるという傾向もありました。実は、この傾向は世界的に見られるものです。

「ＧＩＧＡスクール構想」の名の下でタブレット端末などのデジタル機器を使っても、学力は高まらないし、むしろ個別学習で用いると子どもたちの学力を押し下げる疑いがあります。文部科学省は一生懸命に日本の学校を「ＧＩＧＡスクール」に変えて学習環境を良くしようとしているのですが、結果的にその取り組みが子どもたちの学力を押し下げているのかもしれないのです。

まだ教育向けの学習用端末の作り込みが完成していない、という弁明のような声も聞こえてきますが、タブレット端末を使う限り、このように学力が下がる傾向が生じる可能性は排除できないと思います。継続的な調査をしないとはっきりしたことが言えないのですが、危機感はもっておくべきです。

脳科学の観点から考えれば、ＩＣＴ端末を使うと脳があまり働かなくなり、脳が働かない状態で学習をしても学習は成立しません。また、汎用端末のスマホ・タブレットを多用している子どもたちは脳発達が阻害されるというデータもきれいに出ています。

教育におけるデジタル端末の使い方は慎重に考えるべきです。子どもたちに渡しているタブレット端末などは学習専用の機器ではありません。それは、アプリを通してインターネットに接続できるし、ゲームやビデオ、チャットなどのコミュニケーションもできます。大人よりも子どもたちのほうが使い方をよく知っているところがあって、家庭では汎用端末として使っている可能性は大いにあります。

この問題は、学校に任せるのではなくて、学者も含めてしっかりと議論して判断する必要があると思います。ここで安全性を確かめるというステップを入れないと、子どもたちの脳が犠牲になります。本書で示した調査データは、そのことを示したものでもあると捉えていただきたいと思います。

## 過去にも同じような試みがあり廃れた

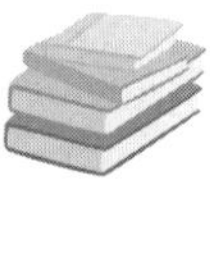

教育は、時代の影響を大きく受けやすい面があります。教育のやり方だけでなく、ときに最先端機器を教育現場に取り入れようとする試みも見られます。

かつて、オーディオビジュアルを授業に取り入れるのが流行《はや》ったときがありました。ちょうど私が小学生や中学生だったとき、１９６０年代後半から１９７０年代にかけてです。教室のテレビに映像を流し、子どもたちがそれを見て学ぶという授業が始まったのです。

子どもたちはその新たな教育手法に興味をもちました。しかし、だんだんと実践されなくなり、やがて廃《すた》れました。なぜこのような結末になってしまったのか。私の想像になりますが、子どもたちの頭に残るものが少ないと多くの教育関係者が肌で感じたからでしょう。

これと同じような現象が「GIGAスクール」でも起こるのではないかと私は想像しないではいられません。教育にかかわる方たちは、この新しい教育のデジタル機器が子どもにどのような影響を及ぼすかをきちんと客観的に見続けてほしいと思います。私には、教育現場にいる方たちは、タブレット端末などの機器をうまく授業で使うことにばかり腐心していて、その結果として生じる子どもたちのリスクに意識が向いていないように見えるのです。デジタル機器は、あくまでも道具であり、目的を達成するための手段にすぎません。

新しい技術を導入することは大事なことかもしれませんが、何よりも重要なのはアウトカムです。その道具を使うことによって、どのように学習効果が変化して、子どもたちの学びが結果的にどう変わったのか。ここを見失ってはいけません。新しいやり方を用いるときは、どんな分野でも、よく考えて導入しないと、思ったような効果が出ないものです。また、導入後は客観的に調査したり評価したりしながら取り組み、否定的な面が多いとわかれば、勇気をもって撤退すべきです。

あらゆる可能性を否定しない議論を、教育関係の方々にはしてほしいと思っています。特に、教育現場の感覚や観察がとても重要になってくるので、教室にいる先生たちの声が尊重されることを願っています。

## 脳科学的に見ると寺子屋教育のほうが合理的

あくまで私の個人的な考えですが、教育にデジタル機器を取り入れるよりも、むしろ昔の「寺子屋」で実践されていたような伝統的な教育法を見直したほうが合理的だと思います。皆で音読したり、手書きのワークをたくさんしたり、計算問題を繰り返し解いたりなど、脳がより働くような教育がそこにあったように思います。
おそらく、長い時間の中で経験的に学習効果の高いやり方を編みだしてきたのでしょう。このような伝統的なやり方が、その後の教育にも引き継がれたところがあったのですが、昨今のＩＣＴ化の流れで崩壊していると感じます。

ただ、現代の情報社会に生きる子どもたちにすれば、伝統的な教育のやり方になじめないところもあると思います。とても良い教育手法であっても、子どもたちが主体的に参加しようと思わなければ、学習として成立しません。しかし、だからと言って、ＩＣＴを活用した機器やコンテンツなどで子どもの興味をひいて学習させるというやり方が優れているかというと、そうでもありません。そのやり方では教育効果が出ないことが、さまざまな研究や調査でわかっています。

もう一つ言わせていただくと、日本の伝統的な教育は「読み・書き・計算」の基礎や基本の繰り返しに重点を置いています。これは、基礎基本の能力こそ応用力を育むという考え方があるからでしょう。この教育法は、脳科学的な観点からも理にかなっていると言えます。

しかし、今の教育的な取り組みを見ていると、このような基礎や基本はデジタル機器に任せて、その応用のところに多くの時間と手間を注ぐような流れが見られます。ただ、このやり方はどうなのでしょうか。基礎基本がマスターできていない子どもに応用学習をさせても学習効果は出ないように思います。

もしかしたら、伝統的な教育法とＩＣＴの活用を上手にハイブリッドできると良いのかもしれません。例えば、ＩＣＴを使って子どもたちの関心をひきつけ、それから従来の教科書と板書《ばんしょ》とノートを使い、音読をしたり計算をしたりする。つまり、学習者の主体的な参加意欲を現代の機器で高めて、それから学習効果の高い伝統的な教育を行うのです。ＩＣＴの時代だからこそ、かつての効果的な教育の良さを改めて評価して、あえて残したり、新たな教育に取り入れてはどうかと私は思っています。

終章

# AI時代における読書の意義

## 何のために本を読むのか

最後の章となりました。ここでは、本を読むということを改めて考えながら、情報を得ることの意味を再確認したいと思います。

なぜ、本を読むのでしょうか。勉強や仕事のため、あるいは教養を身につけるため、小説などを読んで楽しい時間を過ごすためなど、読書をする人によっていろいろな目的があると思います。私は本が子どものころから好きで、今も読書を趣味にしていて、出張するときは必ず文庫本を2冊もっていくほどです。読書をすると、著者が時空を超えて自分に語りかけてきて、そこからさまざまに対話を繰り広げることができます。私は、そんな読書中の対話が何よりも楽しいと思っています。

本を通じた著者との対話は、自分の内面との対話につながります。まさにここが読書の一番の醍醐味であり、それによって精神的に成長できるのが最大の効能ではないでしょうか。本に書かれていることを読みながら、「自分の場合はどうだろうか」「私だったらどうするだろうか」「ここに書かれていることは自分の過去のあのときと関連している」「そういう考え方もあるのか」などと思いつつ、思考を一つずつ深めていく。このような精神的な作業は、読書をしているときにもっともできるように思います。

単に情報に触れるだけなら、インターネットなどのデジタルの世界にアクセスしたほうが効率的でしょう。本とは比べものにならないほど大量の情報がネット上にはあり、検索の仕方などを工夫すれば、欲しい情報を瞬時に手に入れることができます。ただ、受け身になりやすいインターネットでは、大量の情報に触れることはできても、その情報が右から左へと目の前を通りすぎていきがちです。何かの情報を得ながら自分自身の知力や思考力を高めるのなら、自分の内面と対話しながら消化して養分に変える必要があります。能動的に情報をキャッチして、自分の体（頭）に入れるような作業が別に必要となるでしょう。

近年、大学生や社会人が動画を見て学ぶという機会が増えています。特に、大学がコロナ禍《か》の中でオンライン授業を実施したり録画講義を配信したりするようになり、学生がスマホ・タブレットで授業を受けたり、自分の都合の良い時間と場所で録画講義を見たりすることもできるようになりました。

録画された動画の学習効果について言えば、やはり対面の講義で学ぶよりも効果は低いと思います。学習コンテンツであっても、スマホ・タブレットで学ぶ学習者の脳を計測すれば、脳活動が上がっていないことがわかります。前頭前野が働かない状況でいくら学習しても頭に残るものは少ない。このことはすでに述べた通りです。学習効果が出るとはまず考えられません。

多くの大学の教員は、その学習効果の低さに気づいていると思います。大学生たちも、それを感覚的に気づいているように感じます。動画を見て理解したと思っても、少なくない学生が試験のときなどに「知識が頭に残っていない」と実感したはずです。

## 動画の〝タイパ〟は本当に高いのか？

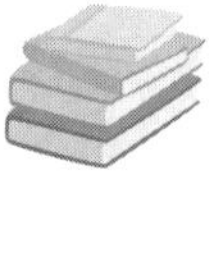

実は、オンライン授業や録画講義というスタイルは、教員も学生も互いに楽です。学生の中には大学の講義を倍速で視聴するという〝たわけ者〟もいます。しかし、それで学生は何を得ているのでしょうか。コロナ禍で、やむを得ないという事情はあったのですが、録画講義で自分たちの実になったものはどれほどあったのかを評価する必要はあるでしょう。

ただ、その結論は少し考えればすぐに出ると思います。楽をすれば、頭も身体も衰える。衰えた脳で学んでもあまり成長することができない。実に簡単なことです。

私は、録画講義は教員と学生の双方にとって時間の無駄でしかないと思っています。楽なことがすべて悪いというつもりはありません。楽で便利にすることが必要な状況もあります。しかし、教育の場で楽なことばかりしていたら、学習者が成長するために必要なハードルが消えてしまいます。対面授業は教員も学生も面倒ですが、そこに脳が働くハードルがあるのだとすれば、それを実践するのが教育活動というものです。

学校以外の場でも、自分に何らかの知識や教養を身につけようとするのであれば、動画で学ぶ以外の方法をおすすめします。動画と対面のいずれかを選べるのなら、可能なら対面を選ぶべきです。頭や心をリラックスさせるために動画を見て楽しむのは結構なことだと思いますが、自分が何かを身につけるためであれば、脳を働かせる適度なハードルを自ら設定したり用意したりすべきです。読書は、そんなハードルの一つとなるでしょう。

「タイムパフォーマンス」という言葉も耳にするようになりましたが、本当にパフォーマンスが上がっているのでしょうか。若い人たちはいかに短時間で多くの情報を得ようと懸命に工夫をしているようですが、おそらく逆効果です。「得る」ことの意味をもう少し真剣に考えるべきでしょう。

確かに、動画を2倍速で視聴したり、本のあらすじや概要をホームページなどで読んだりすれば、短時間で多くの情報に触れることができます。ただ、タイムパフォーマンスを上げようとしている人に対して、「情報に触れるだけで終わっていませんか」と問いたくなります。情報というものは、触れることに意味や価値があるわけではなくて、頭に残って教養になったり、生きる上で必要となる知識や術《すべ》になったりなど、何かが自分に身につくところに意味や価値があります。

多くの情報に短時間で接する工夫ができても、目の前を通りすぎるだけなら、時間の無駄です。単なる暇つぶしであれば良いと思いますが、自分を成長させるために情報を求めるのであれば、タイムパフォーマンスは追求しないほうが良いと思います。遠回りでも、確実に身につく合理的なやり方を探して選ぶべきです。

## 生成系AIを操るには「知恵」が必要

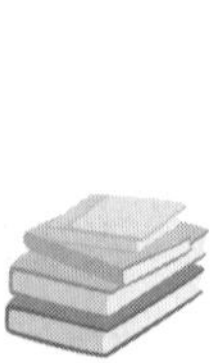

今、生成系AIが話題になっています。入力ボックスに話し言葉のような文章を入れて

も対応してくれるので、とても便利です。また、質問をすると、まるで人が話しているような言葉遣いで回答してくれるので、いろいろなサイトを調べる手間も省けますし、求める情報をうまくまとめてもくれます。一方、この新たな技術が人間の多くの仕事を奪うと指摘する声も多くあります。長い文章も生成でき、学校の課題レポートも瞬時に作成することができてしまうので、教育界では激震が走りました。

しかし、この技術は従来のインターネット技術と基本的に同じです。ネット上の大量の情報をかき集めて、そこから関連性の強い情報を抽出して提示するだけです。今までと違うのは、入力ボックスのコマンドラインに打ち込む命令を細かく規定する必要がなくなったことです。人間の言語（自然言語）でも、コンピューターが自ら動けるコマンドに変換して、かつ抽出した情報も人の言語に近い形にしたというだけのものです。人間らしく見えるかもしれませんが、これまでの検索の入力と出力を自然言語に近い形で対応させただけなのです。構えて見るようなものではありません。

インターネット上にある膨大な情報を処理する技術を高めることは、それ自体に良いも悪いもありません。高度化を図りたいなら極めれば良いと思います。性能の良い自動車を作るのと同じです。むしろ、大量の情報を処理して何かを抽出するという作業は、人間よりもコンピューターのほうが得意ですから、その技術を高めることは合理的ではあるとも思います。

しかし、生成系ＡＩも従来の検索技術も、欲しい情報を得るには人間がコマンドをうまく入力することが重要になります。そのコマンドの言葉や文章は、人間が入れなければなりません。ＡＩ同士で入力し合うことも可能なのでしょうが、それは特別な目的の場合でしょう。人間が自ら欲しい情報にアクセスしたいのであれば、その人間が入力ボックスにコマンドを入れるしかありません。

例えば、「川島隆太って誰？」と入力するよりも、「東北大学の教授の川島隆太って誰？」と入れたほうが、欲しい情報に近づきやすくなったり、より正確な情報が得やすくなったりします。そのコマンドラインをどう上手に入れるかが重要で、そこに知恵をもつ必要があり、脳の使い道があります。

もはや、大量の情報の中から何らかの傾向や特徴を見つけ出すのはＡＩの独壇場でしょう。だから、この技術は大きな価値をもっているとは思います。しかし、この技術は人間には何ら影響を与えていません。人間しかコマンドラインを入れることはできないからです。また、ＡＩが取り出した情報を活用することも、基本的に人間しかできません。

コマンドラインに何を入れるか。出てきたものをどう使うか。そして、ＡＩを操る知恵を高度にもつためには人間は何をすればいいのか。そこが今、問われているのだと思います。

その一つの答えは、読書です。情報量は少ないですが、内容が確かな本を探して読み、そこに書いてあることを自分の頭でまとめて一つの結論にもっていくという作業は、しっかりと脳を働かせることができ、情報を扱う力を高めてくれます。ＡＩの時代だからこそ、ＡＩを使うための自分の頭を鍛え、そこから知恵を生み出せることが大切なのです。

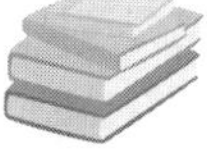

## ＡＩ時代だからこそ、あえて読書を

何度も繰り返していますが、脳も身体も基本的に同じです。楽だからと言って自動車ばかり乗っていたら、運動不足になって、やがて健康を害することになります。脳も、楽なことばかりしていたら、考える力などの機能が衰えていきます。逆に、活字を声に出して読んだり計算を繰り返したりなど、少しでも面倒なことをすると、脳がより働くようになります。これは事実です。

脳も身体も、使えば使うほど機能を維持し向上することができますし、逆に使わなければ衰えていきます。普段の生活を振り返ったとき、身体ばかりでなく、頭も楽なことばかり選択していないでしょうか。もしそうであるならば、老化のスピードが速くなっていきます。あえて自ら脳と身体の適度なハードルを設けてチャレンジすることを楽しむ生活に変えましょう。身体の機能だけでなく、思考や精神の機能も伸ばせるようになります。

このような観点から言えば、学校というものは、子どもたちの発達に合わせたハードルを合理的に用意してチャレンジさせるシステムだと言えます。少しずつハードルを高くして、それを越えていけるように支援することで、心身の機能を効率的に伸ばしやすくなり、子どもたちは成長していくことができます。

しかし、大人の場合は、このような学校をすでに卒業しているので、自らハードルを設定しないと、成長したり、老化を防いだりすることができません。あえて面倒なことをすることが大事です。脳も身体も意識的に負荷をかけるようにしないと、心身の加齢のスピードは確実に上がっていきます。

健康のために身体を動かす努力を積極的にする方は多くいますが、ぜひ脳の健康も意識してほしいと思います。少し新しいことや少し面倒なことにチャレンジするという精神構造をもっていただくと、心身が若いまま晩年を迎えることができるだろうと思います。何度も言いますが、読書は脳の全身運動になります。「おもしろそうだな」と思った本があったら、積極的に手を出してみることをおすすめします。

## ホモサピエンスの脳を発達させる鍵が言語にある

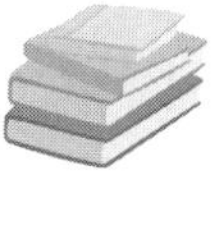

最後に言葉と脳の特別な関係について言及し、本書を締めくくりたいと思います。

これまでの多くの実験の結果から、私たちの脳は、多くの精神活動の中でも言語を取り扱っているときによく働くという性質をもっていることがうかがえます。心理学的にきちんと定義すると「記号」という言い方になるのですが、記号を扱っているときの脳は明らかに活性の度合いが高くなるのです。

記号とは何か。記号は思考のためのツールです。言語や数字などの記号があるおかげで、私たちはさまざまな物事を抽象化して思考を重ねていくことができます。高次の思考は、頭の中で記号を駆使することによって成立します。

人間は、脳が働くだけではなくて、記号を用いて思考を高いレベルでめぐらすことができる。だからこそ、他の動物に作ることができなかった複雑で高度な文明社会を築くことができたと言えるでしょう。日本の社会を見ても、1億人以上のさまざまな人たちがいるにもかかわらず、大きな混乱もなく社会が日々動いているのは、基本的にすべての社会的な活動が言語などの記号を介して行われるからです。

さまざまな記号を我々が駆使すると、物事を深く抽象化していくことができます。すると、概念を広げることができ、さらに高度な思考が可能になります。また、記号で表すことができると、自分の考えを、時空を超えて他者に正確に伝えることができるようになります。記号があるからこそ、世代を重ねながら文明や社会を作り上げていくことができるのです。もし記号を介さないと、他者との間で概念的な多くの情報を伝えるのは無理でしょう。言語などの記号を扱う能力こそ、人を人たらしめているものだと考えられます。

記号を使って物事を抽象化して概念化することができたのは、地球上では人間だけでした。それは人間の脳が記号を扱うことができる脳だったということです。しかも、私たちの脳は、記号を扱っているときによく働くという性質をもっていました。これはとても興味深いことです。

もしかすると、記号を扱うということは、私たちホモサピエンスの脳を発達させるための「鍵」なのかもしれません。脳が先なのか、記号が先なのかはわかりませんが、記号を扱えるようになったことから、私たちの大脳は大きくなり、さらに複雑な記号を扱えるようになりました。その結果、地球上で類を見ないほどの繁殖ができたのかもしれません。

もし、言語などの記号の情報伝達が面倒ということで、視覚や聴覚だけで情報伝達をするようになったら、どうなるでしょうか。私は人類の発展がそこで止まり、ヒトの進化が逆戻りするようになると思います。今、ＩＣＴの発達によって、映像による情報伝達が増えています。大学の講義ですら、一部がそうなっています。そのほうが楽で便利なのかもしれませんが、おそらく動画を見るだけでは、表面的な理解にとどまってしまい、新たな概念を形成したり、そこからさらに自ら概念を広げたりすることはできないのではないかと思います。

例えば、小説を読んだときと、それを原作とした映画を見たときでは、印象がかなり異なるものです。自分が想像していた人物像や風景が違うことに違和感をもったり、心を打たれたシーンや主人公の言葉が表現されていなかったり、表現されていてもイメージと違う演出でがっかりしたりします。原作を超える作品もあるかもしれませんが、少なくとも原作と映画ではたいてい印象が変わります。

この違いが生じるのは、映像には想像の余地があまりないからだと思います。映画監督が作った一つの思考フレームの中に観客が入っていく。これが映画を見るということだと思います。だから、映画を見ると、見た人全員が同じ世界に入って、同じように感じやすくなるのでしょう。

一方、小説を読むと、読んだ人がそれぞれ異なる世界観をもつことができます。登場人物たちの像や描写されたシーンの様子は、読者ごとに違うイメージをもっているでしょう。人はそれぞれ異なる感覚や体験をもっているので、これは当然だと言えます。

実は、映像は、楽に情報を受け取ることができる代わりに、想像の多様性が失われる面があるのです。映像は、能動的に情報を求めていかないとアクセスできないので、面倒ではあるのですが、想像の多様性が担保されていて、そこからさまざまなイメージや思索を広げることができます。私は、言葉で伝えるという行為は、文化の多様性にもつながっているのではないかとも思っています。

だから、映像中心の社会になると文化が衰退してしまうのではないかと、私は個人的に危惧しています。映像は、結局のところ、それを作った人が見ている世界をトレースするだけだと思うからです。名作と呼ばれる映画もあります。それは名監督が見た卓越した世界を観客が同じように見ることができるという点では素晴らしいのですが、それ以上のものはありません。そこから新たな独自のイメージをもつことはなかなかできないものです。

ホモサピエンスが記号を操る能力をもっているからこそ、言葉を通して想像や思索の多様性が生まれる。脳の計測を多くしてきた私は、そう考えています。

前述しましたが、読書をするということは著者との対話でもあります。多様な自分自身の感性の赴くままに対話ができて、自分の中の思考をどこまでも膨らませることができて、大きな概念を形成できる。読書には、そんな著者と読者の双方向的なやり取りができる良さがあります。ただ単に著者と対話するというより、著者と触れることをきっかけとして、自分の中の思考を広げていくことができるのです。

読書は、人の複雑な脳や心理から生まれる総合的な力を高めることにつながる活動だと思います。いわば「人間力」の源泉なのかもしれません。読書を捨てるということは、人を捨てるということではないかと私は思っています。

編集協力——宇津木聡史
図　版——桜井勝志

PHP新書

PHP INTERFACE
https://www.php.co.jp/

**川島隆太**［かわしま・りゅうた］

東北大学教授・医学博士。1959年、千葉県生まれ。東北大学医学部卒業後、同大学院医学研究科修了。スウェーデン王国カロリンスカ研究所客員研究員、東北大学加齢医学研究所助手、同専任講師を経て、現在、同大学加齢医学研究所教授、スマート・エイジング学際重点研究センター教授。ニンテンドーDS用ソフト「脳を鍛える大人のDSトレーニング」シリーズの監修などを務める。
著書に『スマホが学力を破壊する』（集英社新書）、監修書に『スマホはどこまで脳を壊すか』（榊浩平著、朝日新書）などがある。

# 本を読むだけで脳は若返る

（PHP新書 1380）

二〇二三年十二月二十八日　第一版第一刷

著者——川島隆太
発行者——永田貴之
発行所——株式会社ＰＨＰ研究所
東京本部——〒135-8137 江東区豊洲5-6-52
ビジネス・教養出版部 ☎03-3520-9615（編集）
普及部 ☎03-3520-9630（販売）
京都本部——〒601-8411 京都市南区西九条北ノ内町11
組版
制作協力——株式会社ＰＨＰエディターズ・グループ
装幀者——芦澤泰偉＋明石すみれ
印刷所——大日本印刷株式会社
製本所——東京美術紙工協業組合


ISBN978-4-569-85615-5

# ＰＨＰ新書刊行にあたって

「繁栄を通じて平和と幸福を」(PEACE and HAPPINESS through PROSPERITY)の願いのもと、ＰＨＰ研究所が創設されて今年で五十周年を迎えます。その歩みは、日本人が先の戦争を乗り越え、並々ならぬ努力を続けて、今日の繁栄を築き上げてきた軌跡に重なります。

しかし、平和で豊かな生活を手にした現在、多くの日本人は、自分が何のために生きているのか、どのように生きていきたいのかを、見失いつつあるように思われます。そして、その間にも、日本国内や世界のみならず地球規模での大きな変化が日々生起し、解決すべき問題となって私たちのもとに押し寄せてきます。

このような時代に人生の確かな価値を見出し、生きる喜びに満ちあふれた社会を実現するために、いま何が求められているのでしょうか。それは、先達が培ってきた知恵を紡ぎ直すこと、その上で自分たち一人一人がおかれた現実と進むべき未来について丹念に考えていくこと以外にはありません。

その営みは、単なる知識に終わらない深い思索へ、そしてよく生きるための哲学への旅でもあります。弊所が創設五十周年を迎えましたのを機に、ＰＨＰ新書を創刊し、この新たな旅を読者と共に歩んでいきたいと思っています。多くの読者の共感と支援を心よりお願いいたします。

一九九六年十月

ＰＨＰ研究所